DR. MED. JOHANNES WIMMER
MIT ANNA CAVELIUS

Meine **HORMONE**
Bin ich ferngesteuert?

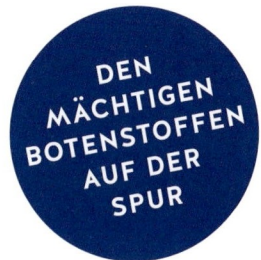

DEN MÄCHTIGEN BOTENSTOFFEN AUF DER SPUR

INHALT

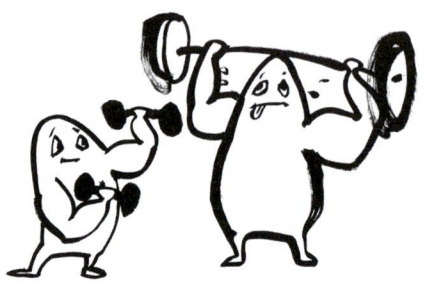

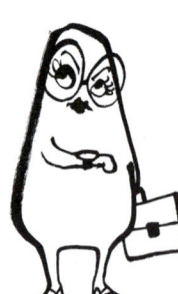

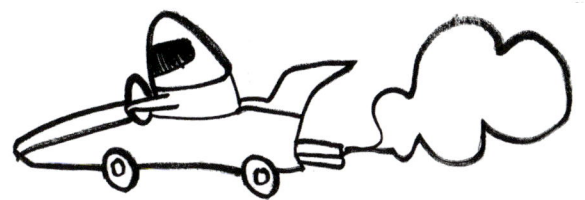

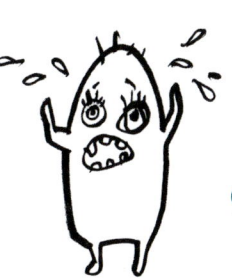

Hormonsprechstunde mit Dr. Wimmer 99

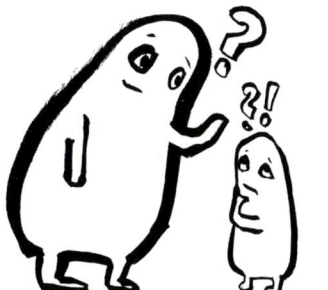

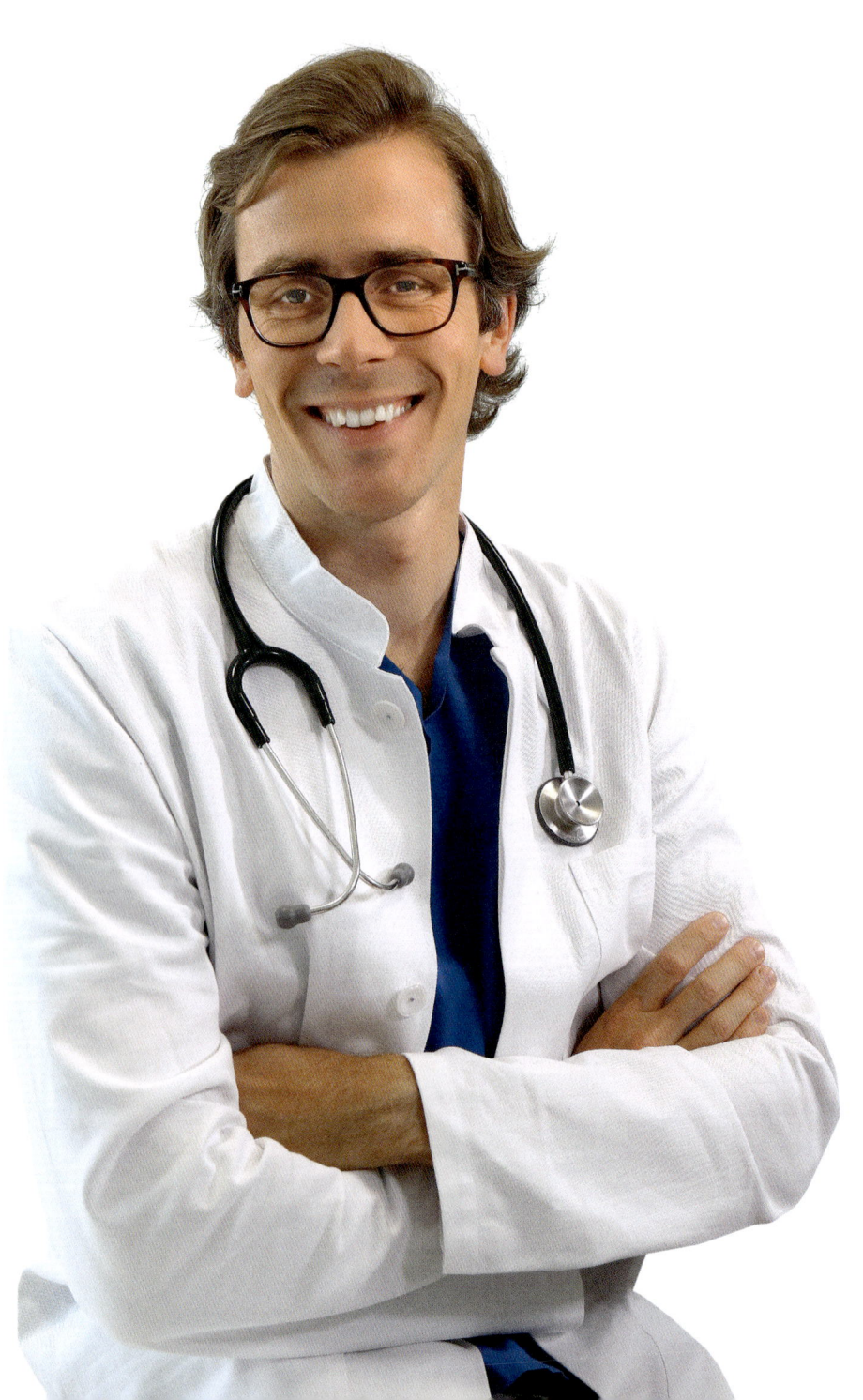

LIEBE LESERIN, LIEBER LESER,

als Arzt liegt es mir am Herzen, das eine oder andere Rätsel aus unserer Körperwelt zu lüften. Ich möchte, dass medizinisches Wissen den Schrecken verliert, nur etwas für Eingeweihte zu sein, die über Wohl und Wehe ihrer Patienten entscheiden, und deswegen freue ich mich ganz besonders, dass wir uns hier treffen. Ich wünsche mir eine Welt, in der medizinisches Wissen jedermann zugänglich ist, denn jeder hat ein Recht darauf zu verstehen, was in der Wunderwelt seines Körpers vor sich geht. Schließlich ist Wissen immer noch die beste Medizin. Es geht nicht darum, dass du deinem Arzt erklärst, wie er dich behandeln soll. Aber du kannst die besseren Fragen stellen und ihm so helfen, dich oder Menschen, die dir wichtig sind, deine Kinder oder deinen Partner optimal zu unterstützen.

In diesem Buch führe ich dich in die spannende Welt der Hormone, die jede Sekunde deines Lebens, jede Handlung, deine Entwicklung und jedes deiner Gefühle bestimmen. Ich habe die wichtigsten ausgewählt und zu jedem eine Geschichte erzählt. Natürlich erfährst du auch, was du machen kannst, damit die unsichtbaren Botenstoffe wieder ins Gleichgewicht kommen und dir dabei helfen, gesund zu bleiben oder es wieder zu werden.

Ich wünsche dir viel Spaß beim Lesen und eine Menge neue erfrischende Erkenntnisse über deine wunderbare Körperwelt.

Alles Gute und bleib gesund!

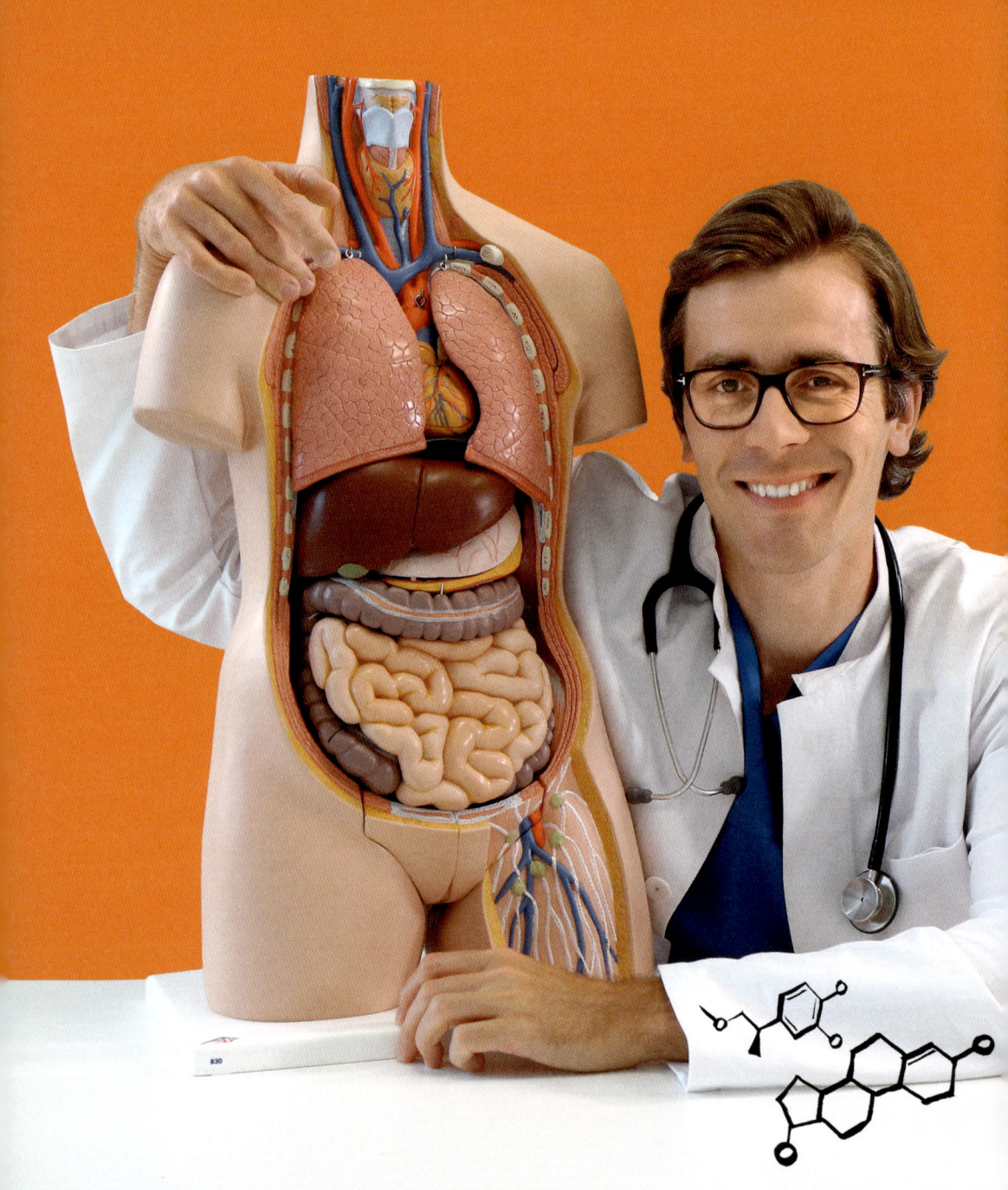

DIE MACHT DER
HORMONE

Unsichtbare Strippenzieher

TOPAGENTEN IM MINIFORMAT

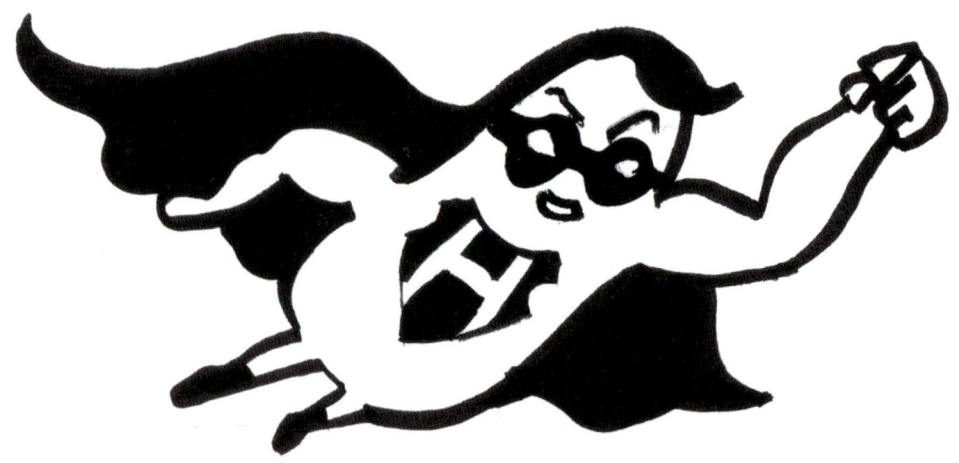

Deine Power, deine Stimmung,
dein Antrieb, deine Lust auf Sex,
deine Figur, sogar die Art, wie du
alterst – das alles ist Chefsache der
mikroskopisch kleinen Boten mit
den Superkräften.

»Das sind die Hormone!« Diese oft gehörte Behauptung soll angeblich erklären, warum Frauen periodisch wiederkehrend so schlecht gelaunt sind, warum dir im Kino bei der alles entscheidenden Szene die Tränen kommen und warum sich Paare unmittelbar nach dem Sex oft am besten verstehen. Aber die Hormone sollen auch dahinterstecken, wenn Teenager Pickel bekommen, wenn wir uns Hals über Kopf verlieben oder du zeitweise nichts anderes als Sex im Kopf hast (wobei es sich dabei eher um eine Hormonsache der Männer handeln soll). Mit diesen Beispielen hört es aber noch lange nicht auf: Dein Heißhunger auf Fast Food oder auch das Gegenteil, die Appetitlosigkeit bei Kummer – alles die Hormone. Ach ja, auch wenn du plötzlich ins Schwitzen kommst, aus heiterem Himmel zunimmst, obwohl du gar nicht mehr isst als sonst (wobei, wer von uns weiß das schon so genau?), und auch wenn du in der Nacht nicht durchschlafen kannst, obwohl du todmüde bist und den ganzen Tag Stress hattest: auch das die Hormone. Da fragt man sich doch: Wer hat in meinem Körper eigentlich die Hosen an, ich oder meine Hormone?

ALLESKÖNNER, ODER WAS?

Die Liste der Zustände und Abläufe, für welche die Hormone, also die Botenstoffe in unserem Körper, zuständig sind, könnte man ewig weiterführen. Sie scheint endlos – sie ist aber vor allem eins: menschlich, allzu menschlich. Denn als Filmregisseure unseres Lebens, unseres Alltags, ja jeder Sekunde unseres Daseins sind Hormone für jede Filmszene, in der wir in unserem Leben die Hauptrolle spielen, zuständig.

Wer seid ihr eigentlich?

Über die geheimnisvollen Botenstoffe, die – das muss ich an dieser Stelle gleich mal vorwegschicken –, immer noch nicht

Es gibt in unserem Körper keine einzige Zelle, die nicht durch die Arbeit der Hormone beeinflusst und gesteuert wird.

zur Gänze enträtselt sind, kursieren neben viel wissenschaftlich überprüfbarem medizinischen Wissen auch jede Menge Annahmen und Irrtümer. Mal werden die kleinen Hormone verdammt, mal für völlig harmlos erklärt. Zeit also, einen Blick hinter die Kulissen zu werfen. Denn tatsächlich sind es die Hormone, die hinter unseren Gefühlen, teilweise hinter unseren Handlungen und unserem Wohlbefinden und somit hinter unserer gesamten körperlichen und seelischen Gesundheit stecken.

... und was macht ihr da?

Gemeinsam mit dem Nervensystem versuchen die hormonellen Botenstoffe, den Körper ständig im Gleichgewicht zu halten. Sie mischen sich in alles ein, was beim ungeborenen Kind im Bauch seiner Mutter, einem Baby, dem heranwachsenden Kind, oh ja, und ganz besonders beim Jugendlichen, einer Frau und einem Mann ein Leben lang läuft. Hormone bestimmen den Stoffwechsel, die Entwicklung und, nicht zuletzt, wie wir uns fühlen. Verschaffen wir uns doch mal einen Überblick, was die Hormone unter anderem steuern:

- deine Verdauung,
- dein Gefühlsleben,
- die Temperatur deines Körpers,
- den Blutdruck in deinen Gefäßen,
- die Höhe des Blutzuckers und damit verbunden, ob du Lust auf Süßes hast oder eben nicht,

- deinen Stoffwechsel (was das genau bedeutet, erkläre ich später),
- den Wasserhaushalt, also wann du aufs Klo musst,
- wann und wie viel Lust auf Sex du hast und ob irgendjemand mal »Mama« oder »Papa« zu dir sagt,
- wie groß du bist,
- wie dein Körper auf Stress reagiert,
- dein Schmerzempfinden.

Tatsächlich sind es die Hormone, die hinter unseren Gefühlen, teilweise hinter unseren Handlungen und unserem Wohlbefinden und somit hinter unserer gesamten körperlichen und seelischen Gesundheit stecken. Und es ist auch die Zusammensetzung unserer Hormone, die unser persönliches Wesen ausmacht.

SUBSTANZEN MIT BOTSCHAFT

Wir alle denken, dass wir unsere Entscheidungen mit unserem Verstand, unserem ungetrübten Bewusstsein und aus freiem Willen treffen. Von dieser Vorstellung können wir uns allerdings getrost verabschieden, denn sie ist schlicht falsch. Oder höchstens zu einem bestimmten – sagen wir: winzigen – Teil zutreffend. Was den Rest betrifft, gilt genau das Gegenteil. Chef im Ring unseres Denkens, Handelns und Fühlens sind fast unsichtbare Substanzen, die nur kurze Zeit aktiv sind, währenddessen aber durch unseren gesamten Körper sausen, um ihr Ziel zu erreichen. Kaum im Körper losgelassen, steuern sie schnurstracks an ihre Zielorte, die in speziellen Körperzellen bestehen, und hinterlassen dort ihre Botschaften in Form von konkreten Handlungsanweisungen. Die Ziele der Hormone können Zellen in unserem Darm, an den Haarwurzeln oder in den Blutgefäßen unseres Gesichts sein. Und dann, zum Beispiel genau da mitten im Gesicht, war es das dann mit »Ich werde jetzt mal nicht rot, obwohl es mir gerade saupeinlich ist, dass meine Hose vor versammelter Mannschaft am Allerwertesten gerissen ist«.

Ganz schön heftig

Für die teilweise heftigen Reaktionen im Körper, für die sie verantwortlich sind, reichen übrigens winzige Hormonmengen aus – Millionstel Gramm. Das Ziel der Hormone ist es, die Körperfunktionen zu steuern und den Körper gesund und ständig in Balance zu halten. Dazu regen sie sich gegenseitig an oder bremsen sich auch mal aus.
Medizinisch heißt das, dass Hormone in Regelkreisen arbeiten. So überprüft der Körper selbst, ob der Effekt, den die Hormone erreichen sollten, also zum Beispiel den Kreislauf anzuregen, tatsächlich erreicht wurde. Und wenn dem so ist, gibt er Signale an entsprechende Stellen, wo mitgeteilt wird: »Danke, das genügt, Ziel erreicht.« Und schon werden weniger kreislaufanregende Hormone ausgeschüttet.

Wenn alles »normal« läuft, ist alles in Ordnung und man muss sich um diese winzig kleinen, aber extrem einflussreichen Befehlshaber im Hintergrund nicht kümmern. Aber wehe, sie geraten aus dem Gleichgewicht, dann kann unser Leben komplett aus den Fugen geraten.

ENTDECKT!

Erst seit gut hundert Jahren weiß man, dass es diese im Körper gebildeten Substanzen überhaupt gibt. Ihre Entdeckung wurde zu einem Meilenstein der Medizingeschichte. Seither gehören Hormone mit Sicherheit zu den spannendsten Forschungsgebieten, die diese Wissenschaft zu bieten hat. Endokrinologie nennt sich das medizinische Fachgebiet, das sich insbesondere mit den endokrinen Drüsen (so nennt man die Drüsen, die ihre Wirkstoffe in den Körper abgeben) und ihren Produkten (Hormonen) befasst. Das Fach arbeitet eng mit vielen anderen medizinischen Bereichen zusammen. Als Teilgebiet der Inneren Medizin besitzt es enge Verbindungen zur Diabetologie, Urologie, Gynäkologie und Kinderheilkunde.

Hyperloop im Körper

»Drüse« klingt nach etwas Großem und irgendwie Ekligem, ungefähr wie »Schweißdrüse«. Tatsächlich sind diese Drüsen im Körper aber meist nicht besonders groß und erst recht nicht eklig. Schweißdrüsen im Übrigen auch nicht, die sind in Wirklichkeit winzig klein. Größere

Drüsen hingegen sind die Leber, die Bauchspeicheldrüse oder die Nebennieren. Sie besitzen spezielle Zellen, die bestimmte Hormone produzieren. Damit diese Substanzen in Windeseile von einem Organ oder einem Gewebe zum anderen gelangen können, um hier ihre lebenswichtigen Informationen abzuliefern, haben die Drüsen immer einen direkten Anschluss an Blutgefäße, in die sie die Hormone abgeben. Man kann sich das Ganze wie eine weitverzweigte Rohrpostanlage vorstellen, in der die Hormone in die Röhren gegeben werden und dann so lange in wahnwitzigem Tempo durch die Anlage zischen, bis sie an ihrem Zielort angelangt sind. Es ist ein bisschen so wie das, was sich Elon Musk (ja, der Tesla-Mann) als Lösung für das tagtägliche Verkehrschaos in der kalifornischen Millionenstadt Los Angeles ausgedacht hat, wo er zukünftig Menschen mit seinem Hochgeschwindigkeitstransport-System Hyperloop durch unterirdische Röhren jagen will.

Die Entdeckung des allerersten Hormons

Schon der Urvater aller Ärzte, Hippokrates, beschäftigte sich in der Antike mit Drüsen und ihren Absonderungen. Dass diese auch als Produktionsstätten lebenswichtiger Substanzen

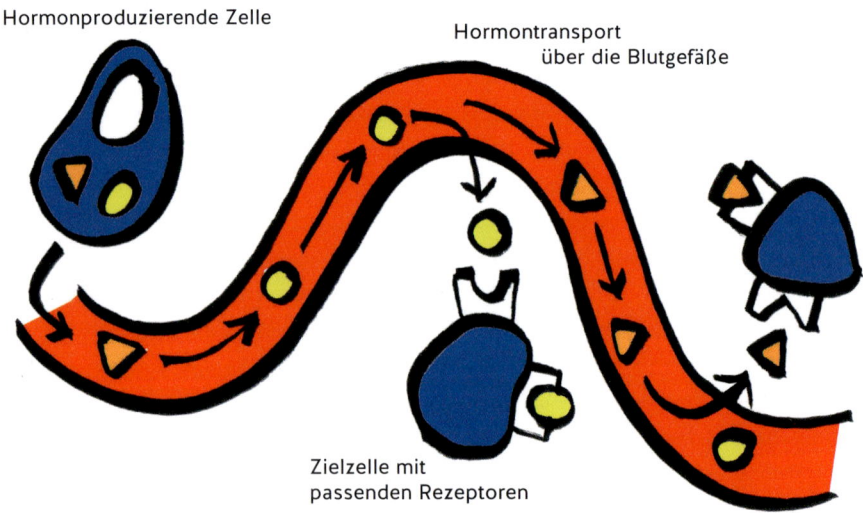

Hormonproduzierende Zelle

Hormontransport über die Blutgefäße

Zielzelle mit passenden Rezeptoren

Gut ausgebaute Infrastruktur: Alle hormonproduzierenden Drüsen haben einen direkten Anschluss an Blutgefäße, damit die Botenstoffe in Windeseile von einem Ort zum anderen gelangen können.

wirksam sind, wurde erst viele Hundert Jahre später aufgedeckt. So fand die Geburtsstunde der Endokrinologie bei einem anatomischen Experiment an einer englischen Universität statt. Zwei britische Forscher versuchten dabei, eine Antwort zu finden auf die Frage, welches Netzwerk im Körper neben der Informationsübertragung durch die Nervenbahnen (im Gegensatz zur Hormon-Rohrpost sind die Nervenbahnen wie elektrische Leitungen, die den Körper durchziehen und blitzschnell Kommandos weitergeben) noch dafür zuständig sein könnte, dass zwischen Organen ein Informationsaustausch stattfindet.

DA WAR DOCH WAS

Denn dass es so etwas wie Boten im Körper geben musste, darüber gab es schon lange vage Vorstellungen, denen sich bereits gut zweihundert Jahre früher beispielsweise der bekannte französische Philosoph und Naturwissenschaftler René Descartes (er lebte von 1596 bis 1650, was ja schon eine Weile her ist; cleverer Mann also, mit viel Weitsicht schon damals) gewidmet hatte. Wo diese Boten allerdings hergestellt wurden, lag im Dunkeln, auch wenn man seit Jahrhunderten bereits Organe wie die Schilddrüse oder die Nebennieren kannte. Ihnen sprach man aber teilweise völlig andere Funktionen zu. Auch Krankheiten dieser hormonproduzierenden Drüsen wurden schon seit der römischen Antike beschrieben. Aber aufgrund

der Kleinheit und Feinheit ihrer Struktur wusste man eben lange Zeit nichts über ihre genauen Funktionen, sie waren einfach da.

So leitet sich der Begriff der Zuckerkrankheit Diabetes, die uns – so scheint es momentan – früher oder später alle erreichen wird, in einer Gesellschaft, die am Tropf aus Zucker und Fetten hängt, aus dem griechischen Wort für »honigsüß« ab. Süß schmeckt nämlich der Urin von Zuckerkranken. Das hat im alten Griechenland ein Arzt festgestellt, indem er seinen Finger in den Urin seines Patienten getaucht und ihn danach abgelutscht hat (ja, so hat man das gemacht, bevor es eine ausgefeilte Labordiagnostik gab – ich bin da jetzt nicht so wahnsinnig traurig, dass es heute anders geht). Das ist in der Tat ein wenig ekelhaft, dafür hast du dir eine kurze Pause verdient.

Ein medizinischer Meilenstein

Ernest Henry Starling (1866–1927), der am Londoner University College lehrte, und sein Schwager William Maddock Bayliss (1860–1924), der in Oxford eine Professur innehatte, leisteten echte Pionierarbeit mit ihrem wegweisenden Versuch: Am 16. Januar 1902 durchtrennten sie vor Studenten und anderen Wissenschaftlern bei einem betäubten Hund die Nerven, die zu seiner Bauchspeicheldrüse (Pankreas) führten (heute würden die beiden Forscher, nachdem alle Studenten fleißig Videos davon in den sozialen Medien gepostet hätten, sich wohl einem wahren Shitstorm empörter

Tierschützer gegenübersehen). Erstaunlicherweise produzierte die Drüse des schlafenden Hundes weiterhin Verdauungsenzyme, sobald der säurehaltige Mageninhalt im Dünndarm anlangte. Die beiden Physiologen entdeckten, dass die Magensäure in der Dünndarmschleimhaut die Absonderung eines Sekrets auslöste, welches wiederum die Bauchspeicheldrüse dazu anregte, bestimmte Verdauungsenzyme auszuschütten. Starling und Bayliss nannten das Sekret »Sekretin«. Dass es sich hierbei um einen Botenstoff handelte und dass ihnen mit diesem Experiment ein Meilenstein in der Hormonforschung gelungen war, dürfte ihnen damals noch nicht klar gewesen sein. Aber der Erkenntnis, dass bislang unerklärliche körperliche Funktionen von einer Art chemischen Kontrollinstanz reguliert werden, war der Weg geebnet. Starling entwickelte anhand des Sekretin seine Ideen von der hormonellen Kontrolle weiter und schlug 1905 vor, alle chemischen Botenstoffe, die »von einem Organ, in dem sie produziert werden, zu einem anderen gebracht werden, das sie durch den Blutstrom aktivieren«, Hormone zu nennen. Der Begriff leitet sich ab vom griechischen – ja, schon wieder griechisch (war damals schwer in Mode) – »hormao«, was so viel heißt wie »ich treibe an« oder »ich rege an«. Diese neu entwickelte Theorie war die Grundlage der Endokrinologie. Der Begriff stammt ebenfalls aus dem Griechischen (schon wieder) und bedeutet so viel wie »innen« von »endon« und »entscheiden, absondern« von »krinein«.

Der Knoten war nun geplatzt, mit der Zeit entdeckten auch andere Forscher die unterschiedlichsten Hormone. 1905 entdeckte John Edkins das Hormon Gastrin, womit der Beleg erbracht war, dass Drüsen hormonwirksam waren. Und für uns erbringt diese Geschichte den Beleg, dass Ärzte sich schon damals gerne für uns unverständlich ausdrückten. Auch wenn es damals eher dem internationalen Austausch diente (denn damals sprachen im Gegensatz zu heute die meisten Ärzte statt Englisch fließend Latein und Griechisch).

Eine Welt voller Superagenten

Ein weiterer Meilenstein in der Forschung war die chemische Isolation eines Hormons und die Bestimmung seines Aufbaus. Schon 1901 gelang es dem japanisch-amerikanischen Chemiker Jokichi Takamine (1854–1922), Epinephrin aus der Nebenniere zu gewinnen. Heute kennen wir es als Adrenalin. Danach entdeckte man das Schilddrüsenhormon Thyroxin und 1921 das in den Zellen der Bauchspeicheldrüse hergestellte Insulin. Letzteres war ein weiterer Riesenforschungserfolg, da gleichzeitig aufgeschlüsselt wurde, welche Aufgabe der Botenstoff bei der Umwandlung von Zucker in Energie für die Körperzellen hatte. Die Ursache für die Zuckerkrankheit – heute heißt sie Diabetes –, die bis zum Beginn des 20. Jahrhunderts als unbehandelbar galt, war gefunden.

Im Lauf der Zeit entdeckten Endokrinologen immer mehr der nur unter dem Mikroskop sichtbaren Antreiber im Körper (ist ja auch logisch, denn jetzt wussten alle, wonach sie suchen mussten), die schon in allerkleinsten Dosen gigantische Wirkungen in unserem Körper hervorrufen: die weiblichen und männlichen Geschlechtshormone (Östrogen, Progesteron und Testosteron), ohne die ein Mädchen nicht zur Frau würde und aus einem Jungen kein Mann. Oder das Stresshormon Cortisol, das dafür sorgt, dass wir unter Druck die besten Lösungen finden, bei Dauerausschüttung leider aber auch dafür, dass wir früher oder später in körperlicher und seelischer Erschöpfung, also zum Beispiel im Burn-out, landen. Oder das Kuschelhormon Oxytocin, das Mitgefühl und Zuneigung erzeugt und bei schwangeren Frauen für das Einsetzen der Wehen sorgt.

Bis heute kennt man etwa hundert verschiedene Hormone. Wissenschaftler gehen aber davon aus, dass zehnmal mehr dieser Botenstoffe als unsichtbare Strippenzieher dafür sorgen, dass bei uns alles richtig funktioniert. Es darf also weiter fleißig geforscht werden.

MULTIPLAYER UND GRAUE EMINENZ

Fest steht: Ohne sie geht gar nichts. Hormone sorgen dafür, dass jede Zelle und jedes Organ so funktionieren kann, wie es vom menschlichen Bauplan her vorgesehen ist. Zu diesem Zweck übermitteln sie Informationen. Jeder Mensch verfügt, ebenso wie unsere Verwandten aus dem Tierreich, über unterschiedliche Arten dieser höchst präzise arbeitenden Mini-Expressboten. Jeder Bote hat seinen speziellen Auftrag, eine ganz bestimmte Zieladresse, die nur er ansteuern kann und wo ihn der Empfänger auch erkennt und die Botschaft lesen kann. Danach wird die Information in das Zielorgan weitergegeben und entfaltet dort ihre Wirkung.

Wo sie herkommen und hingehen

Hergestellt werden die Botenstoffe in speziellen (endokrinen) Drüsen wie der Schilddrüse – sie setzt sich beispielsweise aus sehr vielen hormonproduzierenden Zellen zusammen –, aber auch in besonderen Zellarten und Geweben wie dem Herzen oder Magen oder auch im Fettgewebe am Bauch, wo sich die Zellen eher in kleineren Grüppchen finden. Von den Drüsenzellen aus – bekannt sind zum Beispiel die Langerhans'schen Zellen (so hieß der Entdecker, klar, die eigene Erfindung gleich mal nach sich selbst benennen) der Bauchspeicheldrüse – gelangen die Botenstoffe in den Zellzwischenraum. Der ist von sehr feinen Blutgefäßen durchzogen (Kapillarsystem). Über diese Kapillaren wandern die Hormone in die Blutbahn und haben eine lange Reise vor sich, bis sie ihre Erfolgsorgane erreichen.

Nicht alle Hormone flitzen übrigens über die Blutbahn. Nicht wenige werden auch im Körpergewebe gebildet und machen sich durch die Zellzwischenräume auf den Weg zu ihren Andockstellen an ihren Zielorganen oder -gewe-

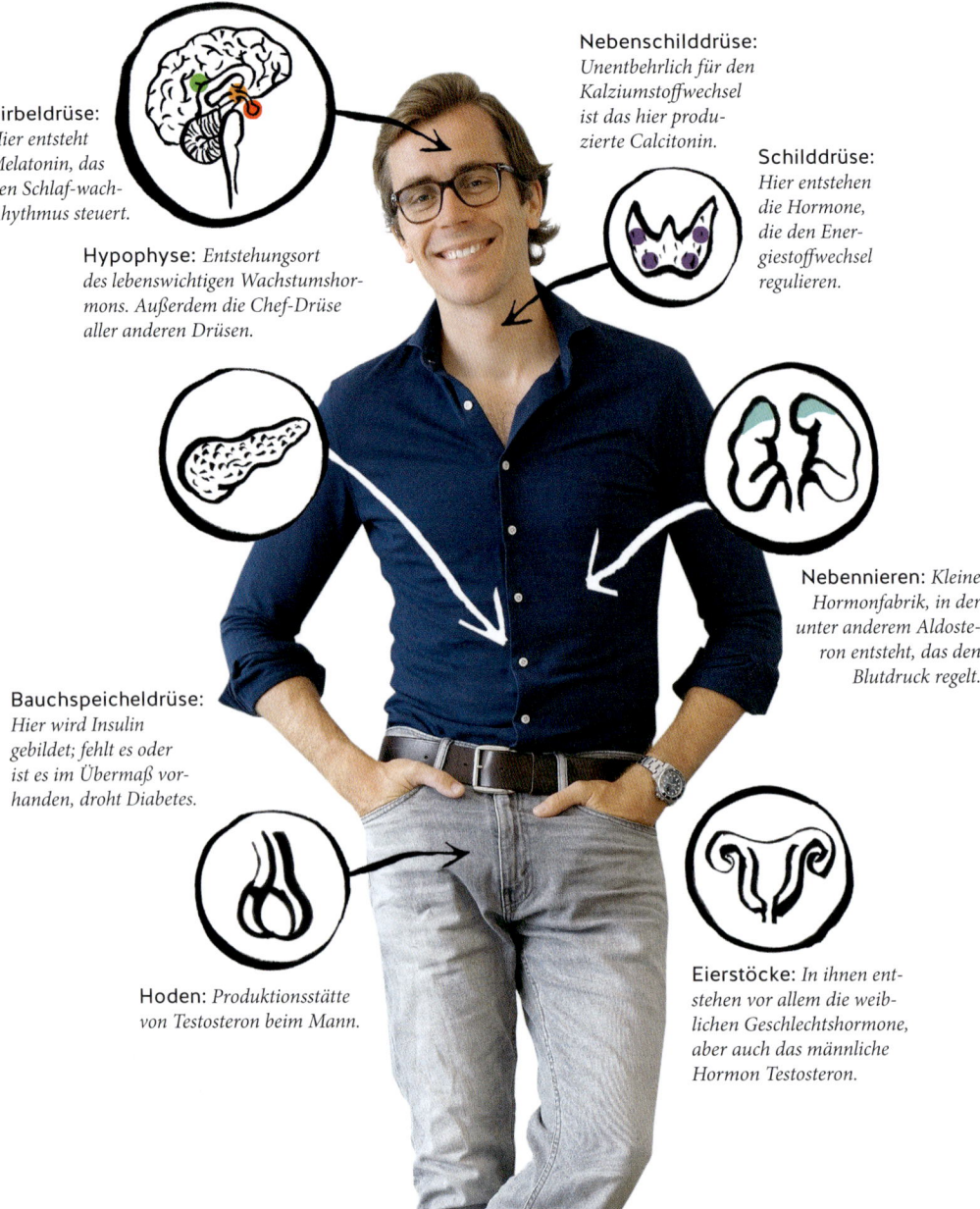

Hypothalamus: *Unter anderem Bildung von Orexin, das unsere Aufmerksamkeit steigert.*

Nebenschilddrüse: *Unentbehrlich für den Kalziumstoffwechsel ist das hier produzierte Calcitonin.*

Zirbeldrüse: *Hier entsteht Melatonin, das den Schlaf-wach-Rhythmus steuert.*

Schilddrüse: *Hier entstehen die Hormone, die den Energiestoffwechsel regulieren.*

Hypophyse: *Entstehungsort des lebenswichtigen Wachstumshormons. Außerdem die Chef-Drüse aller anderen Drüsen.*

Nebennieren: *Kleine Hormonfabrik, in der unter anderem Aldosteron entsteht, das den Blutdruck regelt.*

Bauchspeicheldrüse: *Hier wird Insulin gebildet; fehlt es oder ist es im Übermaß vorhanden, droht Diabetes.*

Hoden: *Produktionsstätte von Testosteron beim Mann.*

Eierstöcke: *In ihnen entstehen vor allem die weiblichen Geschlechtshormone, aber auch das männliche Hormon Testosteron.*

ben. Das Schlafhormon Melatonin gehört zum Beispiel zu den Gewebshormonen, die an ihrem Wirkungsort oder in dessen unmittelbarer Nachbarschaft produziert werden. Es entsteht in der Zirbeldrüse im Zwischenhirn und reguliert den Tag-Nacht-Rhythmus.

Da Hormone so stark wirksam sind, befinden sie sich nur in minimaler Konzentration im Blut, erreichen am Zielort aber in der richtigen Dosis die genau abgestimmte Wirkung, normalerweise in Form von Kettenreaktionen. So sorgt zum Beispiel das Stresshormon Adrenalin dafür, dass die Durchblutung der Muskulatur angeregt und die des Magen-Darm-Trakts heruntergefahren wird.

Jeder in seinem Tempo

Im Gegensatz zu den Nerven, die in Sekundenbruchteilen ihre Informationen übermitteln, brauchen die Mini-Superagenten für ihren Weg deutlich länger. Während beispielsweise das Stresshormon Adrenalin noch in Sekundenschnelle an seinem Zielort einfliegt, benötigen andere Botenstoffe oftmals viele Minuten bis hin zu Stunden für ihren Weg. Schilddrüsenhormone beispielsweise, deren Wirkung wir im ganzen Körper spüren – in Herz und Kreislauf, Gehirntätigkeit, Körpertemperatur und Verdauung –, gehören zu Letzteren. Von diesen Hormonen brauchen wir deshalb immer eine bestimmte Reserve, damit alles rundläuft. Geschlechtshormone hingegen brauchen Monate und Jahre, um dafür zu sorgen, dass sich der Körper eines Mädchens zu dem einer Frau verändert und der eines Jungen zu dem eines Mannes. Ein gewaltiger Schritt in der Entwicklung eines Menschen. Da Hormone im Tages-, Monats- oder Jahresrhythmus entstehen, ist es übrigens nicht ganz einfach, sie zu messen. Der jeweilige Hormonspiegel hängt nämlich auch von der Tageszeit, der Ernährung, von Stressniveau, Alter und Geschlecht ab.

Ja, sie wissen, was sie tun

Woher wissen die Hormone eigentlich, was sie an ihrem Zielort anstellen sollen? Jede Nachricht, die ein Hormon übermittelt, ist in seiner besonderen chemischen Struktur verborgen. Hier unterscheidet man zwischen Botenstoffen, die sich vor allem aus Eiweiß (Protein) zusammensetzen, und solchen, die überwiegend aus Fetten entstehen. Die Ersteren nennt man in der Medizin Peptidhormone, das sind Insulin, Glukagon sowie die Hypophysen- und Zwischenhirnhormone. Zu Letzteren gehören vor allem Steroidhormone; hierzu zählen unter anderem die Geschlechts- und Nebennierenrinden-Hormone und das Pheromon.

UND WIE GEHT DAS ALLES?

Wie das funktioniert? Gelenkt wird die Hormonfabrik im Körper durch den Hypothalamus, quasi dem Oberboss der Hormone. Der befindet sich in der Steuerzentrale im Gehirn, von dem aus alle Vorgänge in den Körperzellen ko-

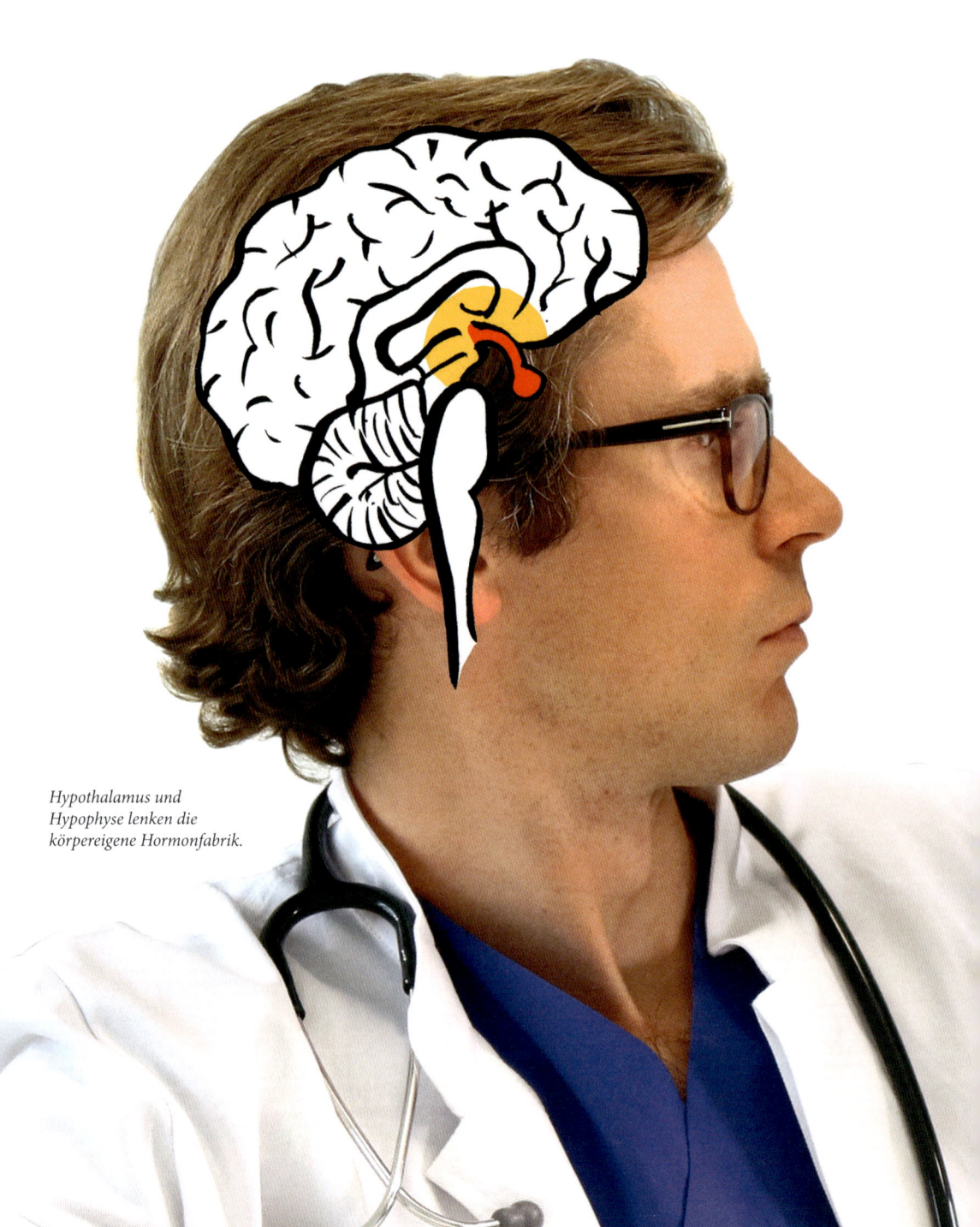

Hypothalamus und Hypophyse lenken die körpereigene Hormonfabrik.

ordiniert werden. Dafür sind das Nerven- und das Hormonsystem zuständig. Im Hypothalamus fließen alle Informationen über die Hormonsituation im Körper zusammen. Er gibt nicht nur Kommandos, sondern checkt durchgehend die Lage. Jede winzige Schwankung wird genauestens wahrgenommen und es wird umgehend darauf reagiert, indem neue Boten zur Hirnanhangsdrüse (Hypophyse = kirschkerngroß) ausgeschickt werden. Sie gibt ihrerseits die Kommandos an die hormonproduzierenden Drüsen (zum Beispiel Nebennieren, Schilddrüse, Eierstöcke) weiter.

Wer hat eigentlich die Schlüssel?

Die Kommunikation in diesem komplexen System funktioniert perfekt nach dem sogenannten Schlüssel-Schloss-Prinzip: Zum einen hat jede Zelle im Körper ihre speziellen Andockstellen oder Schlösser (Hormonrezeptoren), zu dem nur bestimmte Schlüssel (Hormone) passen. Viele Zellen haben mehrere Rezeptoren zum Beispiel für Adrenalin, Insulin, Östrogen, Testosteron, IGF-1, TSH (Schilddrüse), STH. Das heißt, über diesen Weg werden immer mehrere Stoffwechselreaktionen in der Zelle ausgelöst. Zum anderen wandern die Hormone nach vollbrachter Tat, sprich nachdem sie ihre Botschaft übermittelt haben, über die Blutbahn wieder zurück in die Steuerzentrale, um der Hypophyse zu signalisieren, dass der Auftrag ausgeführt ist und die Produktion erst einmal gestoppt werden kann (das nennt man Rückkopplung).

JETZT MIT VIEL GEFÜHL

Nun arbeitet der Hypothalamus in unmittelbarer Nachbarschaft zum Gefühlszentrum im Gehirn (limbisches System). Dieser Umstand sorgt dafür, dass bestimmte Hormone unser Verhalten, Denken und Fühlen entsprechend einfärben: Beim limbischen System handelt es sich um ein Hirnareal aus zum Teil entwicklungsgeschichtlich alten Strukturen. Man kann es als Entwicklungsort für das »Warum« unseres Verhaltens betrachten, als Entstehungsort aller Gefühle, und es ist mit dem vegetativen Nervensystem verbunden. Letzteres ist verantwortlich dafür, wenn wir rot vor Scham werden, ins Schwitzen geraten oder Bauchgrummeln haben und ganz schnell auf Toilette müssen, wenn wir nervös sind. Die Signale zu diesen Kettenreaktionen wurden von Botenstoffen erteilt.

Es ist ein Wunder

Das klingt alles einfach und plausibel, in Wahrheit haben wir es hier mit einem Wunder zu tun, wenn man überlegt, was diese Botenstoffe in unserem Leben leisten. Tatsächlich legen sie auf der Reise zu ihren Zielorten extrem lange Wege zurück: Wenn du alle Blutgefäße von den feinsten Kapillaren bis hin zu den großen Arterien zusammenrechnest, kommst du auf eine Strecke von über 100 000 Kilometern. Das entspricht dem doppelten Umfang unserer Erde. Doch schauen wir uns auf den nächsten Seiten mal an, wer die Big Player unter den Hormonen sind und was sie im Körper alles anstellen.

DIE BIG PLAYER UNTER DEN HORMONEN

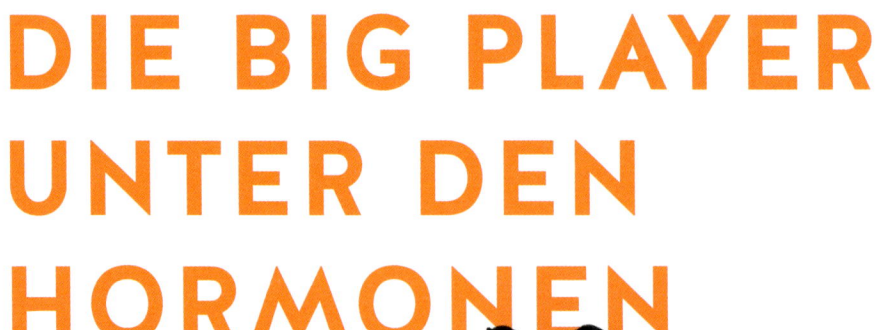

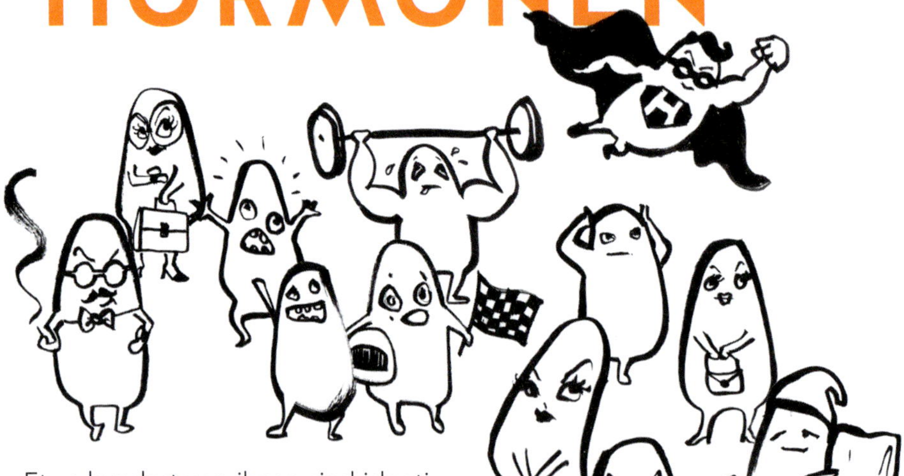

Etwa hundert von ihnen sind identifiziert, aber es gibt noch weit mehr
von den winzigen Strippenziehern,
die gern inkognito bleiben und ihre
Arbeit im Geheimen verrichten.

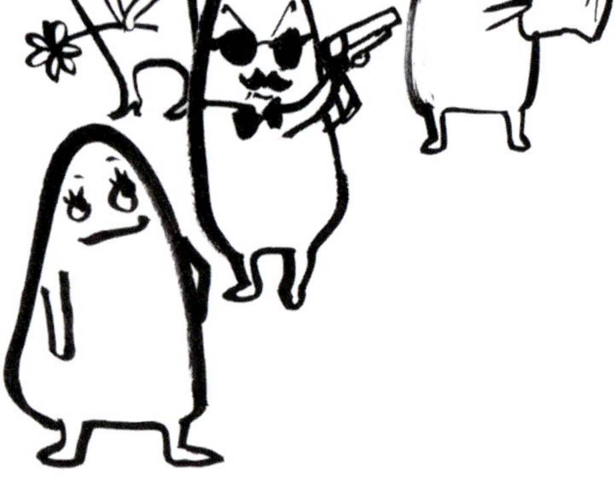

Du kannst ruhig davon ausgehen, dass es keine einzige Funktion in deinem Körper gibt, die ohne die Beteiligung von Hormonen auskommt. Man könnte sie auch die heimlichen Herrscher nennen. Und das ist ziemlich unheimlich angesichts der Tatsache, dass wir die winzig kleinen Bestimmer noch nicht mal sehen können. Endokrinologen gehen davon aus, dass ungefähr tausend dieser Mini-Machthaber durch unseren Körper sausen. Genauer lässt sich die Zahl nicht fassen. Man vermutet, dass zehn Prozent davon, also gerade mal 100, identifiziert sind. Man kennt sie, hat ihnen Namen gegeben und ihren Herkunftsort festgestellt. Aus jedem dieser Hormone entstehen im Körper noch einmal in etwa sechs neue. Es gibt zum Beispiel die Gruppe der Östrogene, die ein ganzes Frauenleben mitbestimmen und vor allem für die Fruchtbarkeit zuständig sind. Bei der Gruppe handelt es sich immerhin um 30 Teilnehmer – oder sollte ich besser Teilnehmerinnen sagen? –, von denen jede einen Spezialauftrag zu erfüllen hat in Feinabstimmung mit den anderen. Auch weitere spezialisierte Zellen können Hormone produzieren. Die anderen Strippenzieher leben wie im wahren Leben hinter Türen ohne Namensschilder und wirken nach wie vor im Geheimen.

Die Superstars im Hunderterklub

Das hochkomplexe hormonelle System steuert jede einzelne Funktion im Körper. Eine Riesenrolle spielen dabei sechs größere Drüsen – Hypothalamus, Hirnanhangsdrüse, Schilddrüse, Bauchspeicheldrüse, Nebennieren und die Keimdrüsen. Auf den nächsten Seiten stelle ich dir einige der Big Player im Hunderterklub vor und zeige dir, wie sie im Körper wirken und was sie für uns tun. Den einen oder anderen wirst du wiedererkennen, weil er dir schon mal auf die eine oder andere Art begegnet ist und unsichtbar jeden Tag in dir wirkt.

> Das Hormongleichgewicht ist eine fragile Angelegenheit. Aber wir können aktiv etwas dafür tun!

DER GROSSMACHER – SOMATROPIN

Bodybuildern und Sportlern, die Probleme mit Doping haben, ist der Stoff wohlbekannt. Ebenso wie Anti-Aging-Experten, die das synthetisch im Labor hergestellte Hormon als Jungbrunnenersatz verwenden – oder, wie es so schön heißt, »um das geistig-körperliche Wohlbefinden im Alter zu stärken«.

Let's dope?

Allerdings, das darf ich an dieser Stelle schon mal einwerfen, gibt es keinerlei wissenschaftliche Belege für einen nachhaltigen Nutzen solcher Präparate. Speziell abraten will ich dir vor allem von im Internet angebotenen Produkten, die die Leistung auf wundersame Weise steigern sollen. Die würde ich am liebsten ganz verbieten. Nicht nur, dass sie jeder medizinischen Kontrolle entzogen sind und keiner so wirklich weiß, was da alles drin ist. Selbst wenn es sauberer »Stoff« wäre, ist die Anwendung künstlicher Hormone zur Leistungssteigerung extrem gefährlich und verantwortungslos.
Immer wieder liest man von jungen Bodybuildern, die – wenn man sich Fotos von ihnen anschaut – offensichtlich unkontrolliert solche fragwürdigen Präparate zu sich genommen haben und daran gestorben sind. Für mich steht fest, dass diese Substanzen ganz klar zu Organversagen führen. Und das kennt nur einen Ausgang: nämlich den Tod. Also: Unbedingt Finger weg davon!

Brandgefährlich!

Bei Hormondoping wird das Wachstumshormon Somatropin oft in Kombination mit anderen Stoffen wie Insulin, dem Schilddrüsenhormon STH und Testosteron eingenommen, im Glauben, der Körper würde nun den Turbo einlegen. (Ganz ehrlich, allein beim Aufschreiben dieses Cocktails wird mir schon schlecht.) Das ist nämlich doppelt gefährlich: Zum einen sind Fälschungen im Umlauf, zum anderen führt die Einnahme von Somatropin, wenn man nicht an einem Mangel leidet, zu schweren Nebenwirkungen und Akromegalie (Krankheit, bei der nur noch Nase, Ohren und Hände wachsen).

Was ein schwer auszusprechendes Hormon alles kann

Aber klar, es ist verlockend, einen solchen Alleskönner einzuwerfen. Denn Somatropin ist schon ein kleines Wunder. Es macht heil, stark, schlank, fix im Kopf und hält auch noch jung. Genauer kann es:

• Wunden heilen lassen,
• Muskeln aufbauen helfen,
• den Fettabbau beschleunigen,
• Knochen stärken,
• das Gehirn schützen
• und alle Regenerations-, Erholungs- und Reparaturprozesse im Körper befördern.

Somatropin kennt man auch unter der Abkürzung STH (Somatropes Hormon), hGH (human

Growth Hormone) oder schlicht WH (Wachstumshormon). Es entsteht in der Hirnanhangsdrüse (Hypophyse) und wird vor allem nachts im Schlaf und stoßweise freigesetzt. Deswegen ist Schlafen auch so wichtig, vor allem für Kinder und Jugendliche, die sich noch im Wachstum befinden. STH ist unverzichtbar für ein normales Wachstum, denn es steuert Vorgänge, die das Wachstum von Gewebe möglich machen. Besonders stark ist die Ausschüttung während der Pubertät. Aber auch danach spielt es eine große Rolle für unser Wohlbefinden. Guckt man es sich genauer an – Achtung, etwas kompliziert! –, wirkt das Hormon nicht direkt im Muskel- oder Knochengewebe. Es gibt seinen Befehl an einen anderen Botenstoff. Er heißt Insulin-like-Growth-Factor (IGF) und wird, sobald Superagent Somatropin an bestimmten Rezeptoren in den Leberzellen angedockt hat, dort hergestellt. Wie viel Somatropin gebildet wird, hängt von einem anderen Superagenten ab. Das Growth-Hormone-Releasing-Hormone (GHRH) wird in einem Bereich des Zwischenhirns hergestellt und schickt seine Produktionsbefehle an die Hypophyse – alles sehr komplex im Ablauf. Zusammengefasst lässt sich ganz einfach sagen, dass Somatropin ohne Helfershelfer nicht funktionieren kann.

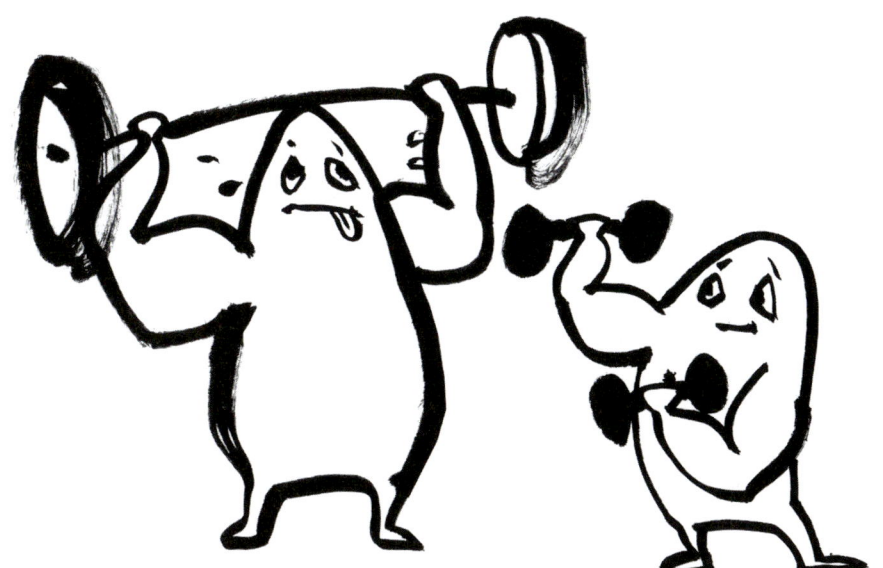

Hormondoping ist eine ganz, ganz schlechte Idee: Es stimuliert zwar unter anderem das Muskelwachstum, stört aber den gesamten Stoffwechsel mit üblen Nebenwirkungen.

Wenn Wachstumshormone entgleisen

Wenn im Körper zu wenig von diesem für das Wachstum zuständige Hormon hergestellt wird, kann ein Kind nicht wachsen und bleibt auch als Erwachsener so klein wie zum Beispiel ein Achtjähriger. Seit 1963 verwendet man deswegen Somatropin, um Kleinwuchs bei Kindern zu behandeln. Für den Erfolg der Behandlung ist es entscheidend, die Zeit, in der Kinder wachsen, zu nutzen, um genau dann das Hormon zu geben. Denn wenn die Wachstumsphase abgeschlossen ist, hilft auch die Gabe von Somatropin nichts mehr. Mit anderen Worten: Als Erwachsener wächst man definitiv nicht weiter in die Länge, auch wenn man zusätzlich künstliches Somatropin einnehmen würde. Das muss im Kindesalter geschehen.

Fällt die STH-Produktion dagegen extrem stark aus, kommt es zu Riesenwuchs. Doch auch, wenn ein Mensch »normal« gewachsen ist, kann ein Mangel an Somatropin sprichwörtlich ins Gewicht fallen. Denn es kann zu einer Erhöhung der Körperfettmasse kommen. Gleichzeitig kann sich die Knochendichte verringern. Das ist gefährlich, da es so schneller zu Knochenbrüchen und Osteoporose (bei dieser Erkrankung werden die Knochen immer poröser und brechen schließlich) kommt. Mit einhergeht ein Abbau der Muskelmasse, womit sich ein Teufelskreis in Gang setzt. Denn wo Muskeln fehlen und gleichzeitig eine Gewichtszunahme begünstigt wird, kommt es zwangsläufig zu Übergewicht, das auch krankhafte Ausmaße annehmen kann. In der Folge kann es zu Beschwerden kommen, die die Gefäße und das Gehirn schädigen. Dazu gehören Herzschwäche, ansteigende Cholesterinwerte, Typ-2-Diabetes, Herzinfarkt oder verschiedene Gehirnerkrankungen.

Wichtig ist es allerdings auch hier zu wissen, dass man die individuell »richtige« Höhe des STH-Spiegels nicht mal eben mit dem Taschenrechner ausrechnen kann, nach dem Motto »Hier etwas mehr, da weniger, und schwups!, schon stimmt es«. Das komplizierte Zusammenspiel dieser Hormone hat man bis heute nicht gänzlich verstanden, und wenn man denkt: »Aha, so läuft das also!«, wird man als Arzt manchmal schneller, als es einem lieb ist, daran erinnert, dass der menschliche Körper doch keine Maschine ist und alles anders kommt.

Natürlicher Alterungsprozess

Etwa ab dem 40. Lebensjahr sinkt die Somatropinproduktion. Der Körper, der die ganze Zeit auf Wachstum programmiert war, schaltet jetzt um auf Erhalt der Körpergewebe. Der Stoffwechsel arbeitet langsamer und wir brauchen weniger Energie. Das macht sich für uns schmerzlich im Spiegel bemerkbar, denn diese Umstellung sieht man uns an. Hinzu kommt, dass wir schon ab dem 30. Lebensjahr etwa ein Prozent der Muskelmasse verlieren, wenn wir nicht mit Sport oder muskelerhaltenden körperlichen Aktivitäten gegensteuern. Dann bleibt zwar noch eine Weile das Gewicht konstant, aber der Energieverbrauch sinkt. Das liegt daran, dass eine Fettzelle viel weniger Energie verbraucht als eine Muskelzelle. Verstärkt wird das Ganze durch weitere Hormonverschiebungen, die durch den natürlichen Alterungsprozess zustande kommen. Bei Frauen nimmt der Östrogenspiegel (siehe auch ab Seite 28) ab, dadurch wandern Fettreserven verstärkt in den Bauch. Bei Männern ist es der Testosteronspiegel, der sich verändert und der ebenfalls zu mehr Fülle in der Körpermitte führt. Beim Schreiben dieser Worte kommt bei mir richtige Vorfreude aufs Alter auf …

Hier hilft's

Bei bestimmten Erkrankungen wird das Wachstumshormon speziell verordnet. Dazu gehören Kleinwuchs bei Kindern, der durch eine chronische Nierenerkrankung ausgelöst wird, oder ein ausgeprägter Mangel an Wachstumshormonen bei Erwachsenen im Rahmen einer Substitutionstherapie. Auch bei bestimmten genetischen Erkrankungen ist ein Einsatz von Somatropin angezeigt. Allerdings kann es hier auch zu Nebenwirkungen kommen, wie Kopf- oder Gelenkschmerzen, Wassereinlagerungen (Ödeme), Gelenksteifigkeit, Muskelschmerzen und Empfindungsstörungen.

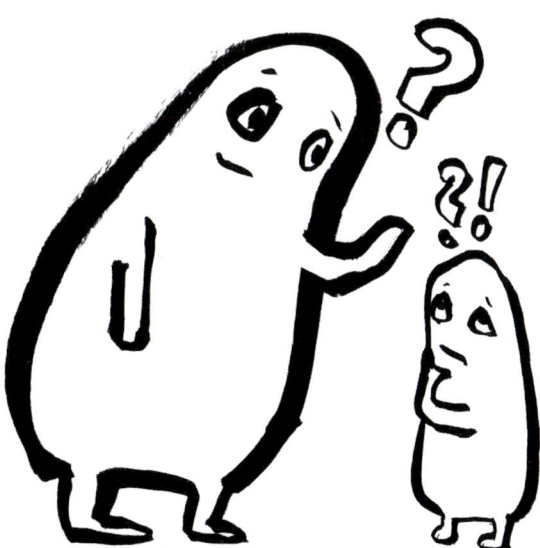

Zu klein oder zu groß? Somatropin macht, dass Kinder wachsen und gedeihen, und verrichtet seine Arbeit, wenn alle schlafen.

Wann und wie wird gemessen?

STH wird bei Wachstumsstörungen gemessen, also entweder bei sehr kleinwüchsigen oder langsam wachsenden oder ungewöhnlich großen Kindern. Auch Erwachsene, deren Akren – ganz vereinfacht sind Akren alles, was am weitesten von der Körpermitte entfernt ist, also Hände und Füße, aber so gesehen auch Nase, Kinn und Ohren – sich auffällig vergrößern. Deswegen bedeutet auch das medizinische Fachwort »Akromegalie«, dass die Akren, also zum Beispiel Finger und Nase, »mega«-groß werden, so setzt sich also das Wort »Akromegalie« zusammen. Bei einer solchen Erkrankung kann eine Wachstumshormon-Analyse sinnvoll sein, ebenso bei einem Verdacht auf Erkrankungen der Hirnanhangsdrüse.

Somatropin in Zahlen

Für alle, die immer schon mal wissen wollten, in welcher Menge die Hormone bei uns vorkommen, kommen hier ein paar Zahlen (alle anderen dürfen diesen Teil überspringen). In der Regel wird in der Labordiagnostik ein Tagesprofil für den STH-Wert ermittelt. STH wird im Blut gemessen. Die Blutentnahme erfolgt meist frühmorgens und nüchtern. Referenzwerte für das Wachstumshormon STH sind:

- vor der Pubertät: 1–10 ng/ml bzw. 47–465 pmol/l,
- nach der Pubertät: 0,8 ng/ml bzw. < 372 pmol/l.

Keine Sorge, diese Werte muss man nicht auswendig können. Sie stehen als Vergleichswert in jedem Untersuchungsbericht, der aus dem Labor kommt, auch noch mal neben Werten, die bei dir gemessen wurden.

Zu viel oder zu wenig?

Ist das STH erhöht, kann das an einer Erkrankung der Hirnanhangsdrüse (Hypophyse) liegen, bei der zu viele Wachstumshormone gebildet werden (zum Beispiel durch einen Tumor, der Hormone produziert). Auch Stress oder Unterzucker bei der Blutentnahme können den STH-Wert erhöhen.

Ursache eines zu niedrigen STH-Werts kann eine Schwäche der Hirnanhangsdrüse (Hypophysen-Insuffizienz) sein. Dies lässt sich allerdings nur durch weitere medizinische Untersuchungen feststellen.

Das STH-Selbsthilfeprogramm

Du kannst selbst einiges dafür tun, dass du deine Somatropinproduktion im Körper erhöhst, und das garantiert ohne schädliche Nebenwirkungen! Beherzige einfach die folgenden Punkte, und dein Wohlbefinden wird sich insgesamt verbessern.

VIEL BEWEGUNG IM ALLTAG

Sei regelmäßig aktiv – und hier gehören natürlich die schon hundertmal gehörten Empfehlungen von »Aufzug statt Treppe«, »mit dem Fahrrad zur Arbeit oder zum Einkaufen«,

»immer wieder aufstehen und herumgehen, wenn du in der Arbeit viel sitzen musst« dazu. Wer so sein Bewegungskonto ausreichend füllt (hier seien die berühmten 10 000 Schritte genannt, – aber seien wir mal ehrlich, ohne Sport sind die kaum zu schaffen), hat schon viel für das Hormongleichgewicht getan.

SPORT TREIBEN

Regelmäßiges Krafttraining erhöht und stabilisiert deine Muskelmasse, Ausdauersport wie Walking, Laufen, Radfahren oder Schwimmen stärken ebenfalls die Muskulatur und die Durchblutung. Besonders empfehlenswert: Wandern und dabei Höhenmeter machen, das nennt man »die Kraftausdauer pushen«. Positiver Nebeneffekt: Du bekommst die jugendlich-frische Aura eines Bergführers.

STRESS VERMEIDEN

(Mein Lieblingstipp, der mir selbst aber auch am schwersten fällt:) Dauerhaft erhöhte Stresshormonpegel (siehe ab Seite 79) lassen – ebenso wie übrigens Fieber – die Hypophyse mehr STH produzieren. Versuche, ein Gegengewicht zu deinem stressigen Alltag zu finden. Erlerne in Kursen oder aus Büchern Entspannungs- und Atemtechniken, am besten in Kombination mit leichter Bewegung. Yoga oder Qigong werden immer wieder zur Stressreduktion empfohlen und halten nebenbei deinen Körper und deine Gelenke beweglich und schützen so vor Verletzungen.

MIT DEM RAUCHEN AUFHÖREN

Am besten radikal und sofort! Neben seinen zahllosen schädlichen Auswirkungen auf den menschlichen Körper erhöht Nikotin auch den STH-Wert.

AUSREICHEND SCHLAFEN

Eine bis eineinhalb Stunden nach der ersten Tiefschlafphase wird von der Hirnanhangsdrüse der größte Teil des Hormons ausgeschüttet. Sorge also dafür, dass du ausreichend lange schläfst, um dem Körper täglich Tiefschlafphasen zu gönnen.

EIWEISSREICH ESSEN

Empfohlen wird tierisches Eiweiß aus Fisch, Eiern, Milch und Milchprodukten (Magerquark ist zum Beispiel eine super Eiweißquelle), Geflügel und magerem Fleisch. Besonders als letzte Mahlzeit des Tages oder nach dem Training auf nüchternen Magen gilt dieser Ratschlag als empfehlenswert. Zu diesen Zeitpunkten können die in diesen Lebensmitteln enthaltenen Eiweißbausteine (Aminosäuren) direkt zum Zellaufbau und für Regenerationsvorgänge im Schlaf umgewandelt werden.

Wenn du zusätzlich etwas für deine Somatropinausschüttung (und nicht nur die) tun willst, iss abends nicht zu spät, am besten gegen 18 Uhr. Wenn du ein- oder zweimal pro Woche dein Dinner cancelst, also ausfallen lässt, kurbelt das die Wachstumshormonproduktion übrigens auch an.

UNBESCHREIBLICH WEIBLICH – ÖSTROGEN

Jede Frau, die sich schon einmal in irgendeiner Form mit ihrem weiblichen Körper und ihrer Sexualität auseinandergesetzt hat, kennt den Begriff »Östrogen«. Männern würde es auch guttun, sich mit diesen Hormonen zu beschäftigen, denn ja, liebe Männer, Östrogene kommen auch in euren Körpern vor und insbesondere im Alter werden sie mehr.

Dieses Hormon – eigentlich ist es eine ganze Gruppe verschiedener, aber ähnlicher Hormone – nimmt eine Schlüsselstelle im weiblichen Hormonhaushalt ein. Zu ihr gehören zum Beispiel das Östron, das Östradiol und das Östriol. Hier merkt man wieder einmal, dass wir Ärzte es uns gerne einfach machen und ähnliche Hormone alle mit denselben Buchstaben beginnen lassen, auch wenn es in diesem Fall mit »Östr...« etwas komisch klingt. Dabei haben es diese vier Buchstaben in sich. Auf Deutsch bedeutet das Wort »oistros«, von dem es sich ableitet (du ahnst es, kommt aus dem ... genau: Griechischen!), »sinnliche Leidenschaft« oder »Stich der Pferdebremse«. Da kann sich nun jeder mal seine Gedanken machen ...

Für die weibliche Seite im Mann

Insgesamt sind 30 Mitglieder in diesem exklusiven Damenklub. Das heißt aber nicht, dass Männer diese Hormone nicht hätten. Genauso, wie das klassische Männerhormon Testosteron auch in Frauenkörpern steckt (da denkt sich jetzt der eine oder andere: Wusste ich es doch, deswegen ist die eine Kollegin bei der Arbeit immer so und mein Kollege eher so ...), kommen Östrogen und Co. auch bei Männern vor. Diese Hormone werden hauptsächlich in den Eierstöcken gebildet (gibt es bei Männern ja nicht), Östron aber eben auch zur Hälfte im Fettgewebe (und das gibt es ja bei einigen männlichen Vertretern der menschlichen Gattung reichlich, somit kommen sie auch in den ausgiebigen Genuss dieser Hormone). Sie entstehen darüber hinaus in der Nebennierenrinde und in geringer Menge auch im männlichen Hoden. Während der Schwangerschaft werden sie auch im Mutterkuchen (Plazenta) gebildet. Bei Übergewicht und in der Menopause stellt auch das Fettgewebe im Bauch Östrogene her. Unter den Östrogenen ist Östradiol von allen das wichtigste weibliche Geschlechtshormon.

Große Oper

Wie alle Geschlechtshormone arbeiten auch Östrogene mit großem Trara. Nichts bleibt unbemerkt. Soll es auch gar nicht, denn Östrogene machen ...

- ein Mädchen zur Frau,
- eine Frau hübsch und begehrenswert,
- manchmal reizbar und dann wieder
- ganz zauberhaft.

Das ist aber noch nicht alles: So lassen sie in den Eierstöcken Eizellen heranreifen, spielen vor allem in der ersten Hälfte des weiblichen Zyklus eine wichtige Rolle, sind für den Eisprung verantwortlich und bereiten die Gebärmutter auf eine mögliche Schwangerschaft vor. Unter Östrogeneinfluss verändert sich zum Eisprung der Schleimpfropf im Gebärmutterhals, sodass die Spermien leichter hindurchwandern. Zudem stabilisieren Östrogene Knochen und ...

- schützen vor Osteoporose,
- machen eine glatte Haut und sorgen für eine üppige Haarpracht,
- schützen Gehirn, Herz und Blutgefäße, indem sie den Cholesterinspiegel senken,

- stärken das Immunsystem und wirken auf die weibliche Psyche – je nachdem – ausgleichend oder eben nicht.

Hormonwahnsinn, Teil 1

<mark>Im Frauenleben spielen Östrogene eine tragende Rolle.</mark> Der erste Akt, in dem diese Big Player die Opernbühne stürmen, setzt ein in der Pubertät – auch gerne genannt: Hormonwahnsinn. Für Mädchen ist die Entstehung eines »neuen« Körpers mit dem gleichzeitig einhergehenden Gefühlschaos sehr verwirrend (als männlicher Autor muss ich mich da jetzt mal ganz auf meinen mehr oder weniger scharfen Beobachtungs-

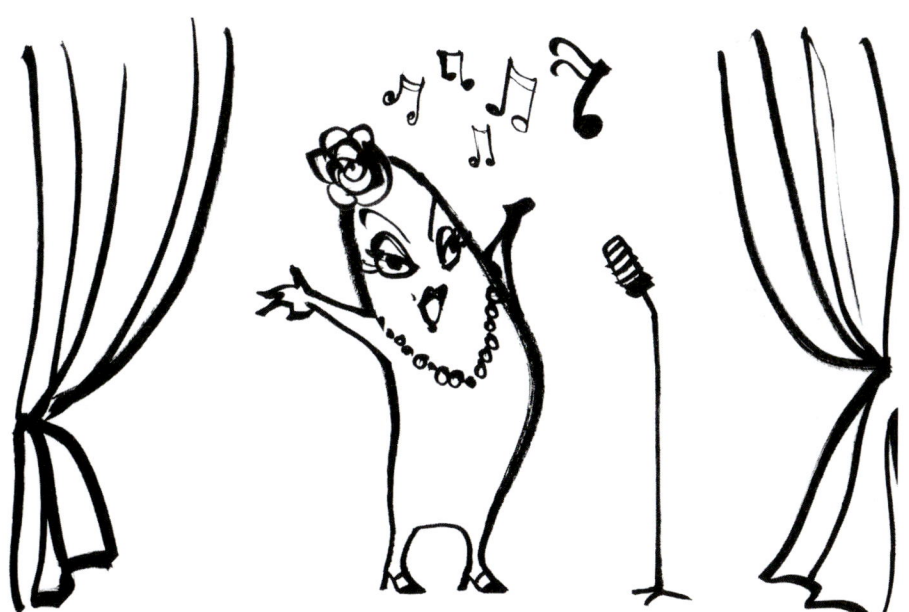

Östrogen bestimmt mit viel Trara alle Frauenangelegenheiten – typisch weibliche Allüren inklusive.

sinn in der Familie und bei meinen Patientinnen verlassen, da ich ja nun selbst keine Frau bin). Für ihre Eltern, insbesondere ihre Mütter, kann diese Zeit ziemlich anstrengend werden. Einige Leserinnen werden nach diesem Satz wahrscheinlich den Blick vom Buch heben und, nachdem sie sich kurz zurückversetzt haben in diese, nennen wir sie wundervollen Jahre, an ihre Mutter denken. Guter Zeitpunkt, Mama in einer WhatsApp zu schreiben, wie toll sie ist.

Weibliche Pubertiere – eine Spezies wird begutachtet

In der Pubertät wird aufs Heftigste über Familienregeln diskutiert, diese gesammelt infrage gestellt, um seinem eigenen Standpunkt im wahrsten Sinne des Wortes Nachhall zu verleihen, mit Türen geknallt, herumgeschrien und, um zu zeigen: »Hey, spießige Eltern, ich bin ganz, ganz anders«, das tägliche Styling zum unverzichtbaren Ritual, auch wenn das Ergebnis nicht unbedingt alle Familienmitglieder überzeugt (ein Grund, noch ein paar Türen zu knallen).

Andere Mädchen verbringen ihre Zeit nur noch im Pferdestall, hängen mit einer semikriminellen Girl-Gang vor dem Einkaufszentrum ab oder bleiben den ganzen Tag in ihrem dunklen Zimmer, vertieft in noch dunklere Ecken des eigenen Seelenlebens. Egal, welche Verarbeitungsstrategie sie wählen: Eines eint und schreckt alle weiblichen Pubertiere gleichermaßen: der Beginn der Adoleszenz, der Abschied von der Kindheit und der Beginn von etwas Neuem, Großem, manchmal Beängstigendem. Zwischen Zickereien, kindlichem Verhalten und Kuschelbedürfnis sind Töchter jetzt hin- und hergerissen, immer noch Kind sein zu wollen und doch ein Teenager, äh Entschuldigung, natürlich eine Frau zu werden.

Wann und wie sich Pubertät bemerkbar macht, kann man pauschal gar nicht beantworten. Einige Studien weisen darauf

Besser: Biomilch und Biofleisch – und vor allem alles in Maßen, nicht in Massen!

hin, dass es immer früher losgeht mit der »schwierigen« Phase. So bilden sich bei manchen Mädchen bereits mit acht oder neun Jahren erste Schamhaare und die Brust wölbt sich. Umgekehrt kann es auch dauern. Essverhalten, Körpergewicht und Umwelteinflüsse, aber vor allem genetische Faktoren bestimmen, wann die Pubertät einsetzt.

Die Milch macht's

Eine These, warum Mädchen immer früher ihre Periode bekommen (und auch Jungen schneller in die Pubertät kommen), lautet: Eine Ernährung, die überwiegend auf Fleisch- und Milchprodukten beruht, ist schuld daran. US-Wissenschaftler der Harvard-Universität in Cambridge forschten über die Auswirkungen des Milchkonsums auf den Menschen. Dabei stellte das Team um Ganmaa Davaasambuu im Jahr 2006 fest, dass Kuhmilch große Mengen an weiblichen Geschlechtshormonen enthält, die auf den Hormonhaushalt von Kindern einwirken können. Dieses Phänomen führten die Wissenschaftler auf den fabrikartigen Melkprozess in der Massentierhaltung zurück.

An der Universität von Brighton zeigte eine Langzeitstudie einen direkten Zusammenhang zwischen der vorzeitigen Geschlechtsreife und einem hohen Fleischkonsum, vor allem bei Mädchen. Die Forscher vermuten, dass die mit dem Fleisch aufgenommenen Nährstoffe wie Eisen oder Zink dem Körper die Bereitschaft für eine Schwangerschaft signalisieren.

Das Programm läuft schon längst

Bevor jedoch an einem Teenager Pickel, Brustansatz oder bei Jungs das Wachstum der Hoden zu sehen sind, arbeiten die Hormone längst auf Hochtouren. Die Umstellung beginnt mit dem GnRH (Gonadotropin-Releasing-Hormone), das im Hypothalamus, also oberster Ebene, ausgeschüttet wird und die Produktion weiterer wichtiger Botenstoffe anregt: FSH (follikelstimulierendes Hormon) und LH (luteinisierendes Hormon) signalisieren dem weiblichen Körper, dass er bereit ist, Eizellen heranreifen zu lassen. (Ja, diese ganzen Namen mit dazugehörigen Abkürzungen darf man im Medizinstudium lernen – und wehe, in der Prüfung sitzen die nicht.) Dabei werden vor allem Östrogene freigesetzt, die für die Entwicklung der weiblichen Brust, der Genitalien, aber auch für den Knochenbau eine wichtige Rolle spielen.

Die Hochphase der Pubertät spielt sich bei Mädchen meist zwischen 11 und 16 Jahren ab. Jetzt verändert sich der Körper sichtbar. Das Schamhaar wird dichter und kräuselt sich, die Körperbehaarung entwickelt sich ebenso wie die weibliche Brust. Diese erreicht ihre endgültige Größe und Form manchmal erst gegen Ende der Pubertät. Die Vagina wird größer, die Gebärmutter wächst in die typische Form der auf dem Kopf stehende Birne (ganz ehrlich, es kann sich kein Mensch vorstellen wie das aussieht, aber so wird es seit Generationen anatomisch beschrieben), die kleinen Schamlippen wachsen. Wenn die erste Regelblutung einsetzt, ist es gut, wenn Mutter und Tochter im Gespräch sind und das Kind darauf vorbereitet ist. Die Verwendung von Tampons und Binden ist nicht immer selbsterklärend und alles will man sich nicht im Internet ansehen. Es kommt immer wieder zu schweren Zwischenfällen, teilweise sogar mit Todesfolge, weil eine Jugendliche nicht vollständig über die Verwendung von Tampons aufgeklärt wurde. Denn wenn ein Tampon zu lange in der Scheide bleibt, kann das die Entstehung von giftigen Stoffen durch Scheidenbakterien fördern. Das toxische Schocksyndrom mit Fieber, Übelkeit, Muskelschmerzen und Blutdruckabfall ist dann die gefährliche Folge.

Bin ich schön?

Was vielen Mädchen jetzt zu schaffen macht, ist die zunehmende Körpergröße und das Gewicht. Hinzu kommt, dass sie – ebenso wie Jungen – im Wachstumsschub etwas ungelenk wirken und sich gerne überall anstoßen. Das legt sich spätestens dann, wenn die jungen GNTM-geschulten Ladys im Wohnzimmer Catwalk üben. Sport hilft übrigens auch …

Jugendliche Pubertätshaut bildet durch die vermehrte Talgproduktion leicht Mitesser und Pickel, die sich mit ein paar Tricks ganz gut eindämmen lassen und von selbst verschwinden. Pubertätsakne sollte auf jeden Fall von einem Hautarzt untersucht und behandelt werden. Hier spielt – auch bei Mädchen – das Männlichkeitshormon Testosteron verrückt beziehungsweise wird vermehrt produziert. Es sorgt manchmal auch für eine stärkere Gesichtsbehaarung. Normalerweise stabilisiert sich der Hormonhaushalt nach einer Weile von selbst und die »Nebenwirkungen« verschwinden. Und dann das Verhalten: Östrogen macht's möglich, dass Eltern mit einer gespaltenen Persönlichkeit zwischen streitlustig-rebellischer und dann wieder gleichgültig-ablehnender

Östrogene in Medikamenten

Klinisch verwendet werden Östrogene als Bestandteil der Pille sowie zur Therapie von Wechseljahrbeschwerden. Da das Chef-Östrogen Östradiol sehr schnell in der Leber abgebaut wird, eignet es sich eher nicht zur Einnahme als Tablette. Die Östrogene der Antibabypille sind deshalb chemisch etwas anders aufgebaut als die natürlichen Hormone.

Tochter zu tun haben. Es geht um mehr Freiräume, das Grenzen-Austesten und die Entdeckung der eigenen Sexualität. Der Vergleich mit Freundinnen und Nicht-Freundinnen, aber auch mit jungen Frauen in den Medien sind ein Dauerthema.

Fragen wie »Bin ich hübsch? Bin ich sexy? Ist meine Nase zu groß? Wie kann ich schlanker werden?« brennen auf der Teenagerseele. Hier sind Eltern gefragt, die entspannt sind, ihrem Kind Selbstbewusstsein vermitteln und es auch aufklären (das schreibe ich jetzt einfach mal so, klingt immer gut – mir selbst steht diese Zeit mit den eigenen Töchtern noch bevor; mal sehen, ob ich, wenn es dann so weit ist, noch mal zum Buch greife).

Das Thema Sex und Verhütung an Schulen und Ärzte abzugeben, hat sicher seine Richtigkeit. Besser für das Kind ist es jedoch, die »peinlichen« Gespräche vorher im geschützten Raum ihres Elternhauses absolviert zu haben. In diesen Gesprächen lernen sich dann alle auch selbst ein wenig besser kennen und einige Eltern haben, auch wenn sie es nicht zugeben wollen, auch den einen oder anderen Teil Aufklärung oder, sagen wir, Inspiration fürs elterliche Schlafzimmer durch ihre Töchter gewonnen. Mit der Spätpubertät ab etwa 16 Jahren geht das Mädchen dann die letzten Schritte in ein Erwachsenenleben. Die Zeit der großen körperlichen Veränderungen klingt langsam aus. Östrogen wird zum Dauerbegleiter.

Wann zum Frauenarzt?

EIN TERMIN (MIT DER BESTEN FREUNDIN ODER DER MUTTER) IST DRINGEND ZU EMPFEHLEN, WENN …

- die erste Regelblutung eingesetzt hat, aber über zwei Monate lang ausbleibt,
- sich mit 14 Jahren noch kein Merkmal der Pubertät abzeichnet,
- Schmerzen und Ziehen im Unterleib auch zwischen den Regelblutungen auftreten,
- Verhütungsmittel wie die Antibabypille verschrieben werden sollen,
- unter dem Brustgewebe kleine Knoten ertastet werden.

Alles im Lot?

Ist der Östrogenspiegel im Lot, geht es der Frau gut. So werden das Wohlfühlhormon Serotonin und andere Botenstoffe im Gehirn angeregt. Östrogene führen allerdings auch zu vermehrter Wassereinlagerung im Gewebe, zu Gewichtszunahme, Stimmungsschwankungen und zu zyklischen Beschwerden wie Spannungsgefühlen in der Brust bis hin zu Schmerzen während der Regel (auch bei Einnahme der Pille). Ein hoher Östrogenspiegel ist eine gute Voraussetzung für fürsorgliche Mütter. Tatsächlich fördert ein hoher Östrogenspiegel beispielsweise den Nestbautrieb bei Schwangeren. Dann klettern werdende Mütter mit Siebenmonatsbauch schon mal die Leiter hoch, um das neue Kinderzimmer in Himmelblau oder Rosé zu tünchen. Auch der berühmte Putzdrang, der entweder vor oder während der Periode dafür sorgt, dass auch im Winter die Fensterscheiben blitzen, hängt laut wissenschaftlicher Erkenntnisse mit einem Östrogenanstieg zusammen.

Trotzdem fördert das Weiblichkeitshormon auch im weiteren Erwachsenenleben einer Frau nicht unbedingt angeblich weibliche Tugenden wie Duldsamkeit, Anpassungsbereitschaft und Sanftheit. Östrogen kann ganz schön sauer machen: Mädchen, die wegen stark verspäteter Pubertät Östrogenpillen einnahmen, reagierten beispielsweise deutlich aggressiver als gleichaltrige Jungs, die aus dem gleichen Grund Testosteron schluckten. Zudem zeigten Tierversuche, dass aus bissigen Nagern brave Mäuschen wer-

den, wenn man sie um die Fähigkeit beschneidet, Östrogen zu bilden. Aus biologischer Sicht macht auch das eine gute Mutter aus: Ist Gefahr im Verzug, verteidigt sie ihre Brut nötigenfalls wie eine Löwin.

Welcher Wert ist normal?

Die Konzentration der Östrogene wird für die Labordiagnostik im Blutserum oder im Speichel bestimmt.

- Bei Mädchen und Jungen vor dem Eintritt der Pubertät liegen die Östradiolwerte unter 30 ng/l.
- Bei Mädchen und Frauen liegen die Werte in der ersten Zyklushälfte bei 25 bis 95 ng/l.
- Während des Eisprungs liegt der Wert bei 75 bis 570 ng/l.
- In der zweiten Zyklushälfte fällt er auf 60 bis 250 ng/l ab.
- Bei Frauen nach den Wechseljahren (Postmenopause) lassen sich Werte von weniger als 45 ng/l messen.
- Östradiol bei Männern weist einen Wert von 12 bis 42 ng/l auf.

Wichtig: Die Referenzwerte sowie die ermittelten Werte können sich je nach Labor stark unterscheiden. Zudem kann es zu tages- und jahreszeitlichen Schwankungen kommen, die unbedenklich sind. Lass dir bitte vom Arzt deine persönlichen Daten erklären. Einzelne Laborwerte sind meist nicht aussagekräftig.

Östrogenmangel beheben

Sollte eine Störung vorliegen, kann ein Arzt zum Mangelausgleich Östrogene verschreiben, zum Beispiel ...

- bei Zyklusstörungen (vor allem bei Blutungsstörungen),
- in der Menopause, nach den Wechseljahren,
- bei Störungen der Pubertätsentwicklung.

Ein schwankendes System

Dass das Leben einer Frau mitunter kompliziert sein kann, hat wahrscheinlich jeder schon mal mitgekriegt. Das liegt unter anderem daran, dass die Östrogenspiegel im Blut im Lauf des Zyklus enorm schwanken. Das lässt sich auch an der Stimmung ablesen, die dann von himmelhoch-jauchzend blitzschnell in zu-Tode-betrübt umkippen kann beziehungsweise von gut gelaunt zu gereizt und streitsüchtig. Normalerweise pendelt sich das von selbst wieder ein. Bei starken Stimmungsschwankungen oder häufigen Gefühlen der Niedergeschlagenheit solltest du einen Arzt aufsuchen, er kann dir helfen, wieder ins Gleichgewicht zu kommen. Manche Veränderungen sind allerdings normal und völlig unbedenklich:

- In der ersten Zyklushälfte nimmt vor allen Dingen das Östradiol rasant zu. Kurz vor dem Eisprung löst es einen sprunghaften Anstieg des luteinisierenden Hormons (LH) aus, und dieses wiederum drückt den Schalter für den Eisprung. Zu diesem Zeitpunkt sinkt die Östrogenkonzentration ebenso schnell ab, wie sie vorher angestiegen ist.
- Auch während einer Schwangerschaft geht der Östrogenwert stark in die Höhe. In dieser Zeit werden die Östrogene Östradiol und Östriol hauptsächlich von der Plazenta hergestellt. Zum Ende der Schwangerschaft ist der Wert am höchsten.
- Bei dauerhaft erhöhten Östrogenspiegeln kann das mehr oder weniger schwerwiegende Symptome nach sich ziehen, zum Beispiel in Form eines stärkeren PMS (prämenstruelles Syndrom), aber auch Depressionen und Zystenbildung im Unterleib, unregelmäßige und starke Menstruationsperioden, Gewichtszunahme, Kopfschmerzen, Ermüdung, keine Lust auf Sex, Schlafstörungen, Schwierigkeiten mit dem Gedächtnis. Zusätzlich kann sich der Blutdruck erhöhen, eine Endometriose oder Krebs entstehen.
- Da Östrogene vor allem in der Leber abgebaut und über die Nieren ausgeschieden werden, können erhöhte Östrogenwerte auch bei Leber- und Nierenschädigungen auftreten. Darüber hinaus können sie auf Tumore mit Östrogenproduktion hinweisen.
- Da die Östrogenausschüttung durch das FSH aus dem Hypophysenvorderlappen angeregt wird, können die Werte zu niedrig sein, wenn hier eine Funktionsstörung besteht. Aber auch die Eierstöcke können bei Funktionsstörungen zu wenig Östrogene produzieren.

- Aufgrund des natürlichen Alterungsprozesses nimmt die Östrogenproduktion mit der Zeit ganz allmählich ab. Dieser Vorgang dauert viele Jahre, in der Regel vom 40. bis zum 50. Lebensjahr.

Das Östrogen-Selbsthilfeprogramm

Zur Balance deines Östrogengleichgewichts kannst du selbst aktiv etwas beitragen. Das ist insbesondere dann empfehlenswert, wenn du dir nicht sicher bist, ob eine Hormontherapie etwas für dich ist. Außerdem wird die Einnahme künstlich hergestellter Hormone aufgrund möglicher Nebenwirkungen wie etwa einem erhöhten Schlaganfall- oder Thromboserisiko, also Gefahr eines Verschlusses eines Blutgefäßes durch ein Gerinnsel oder auch Brustkrebs, unter Frauenärzten kontrovers diskutiert. Mit anderen Worten: Man weiß nicht genau, ob beziehungsweise in welchem Umfang man diese Dinge durch die Einnahme von Hormonen bekommen kann.

Die folgenden Lebensmittel sind reich an Phytoöstrogenen. Das sind Pflanzenstoffe, die den Hormonstoffwechsel ähnlich regulieren wie selbst gebildete Hormone. Als pflanzliches Pendant zu körpereigenen Östrogenen können sich besonders Lignane und Isoflavone, die zu dieser Gruppe gehören, an die Andockstellen für das Hormon im Körper binden und einen Mangel ausgleichen. Wenn du in den Wechseljahren bist und dir typische Symptome wie Hitzewallungen oder Schlafstörungen zu schaffen machen, dann baue die nachfolgend beschriebenen Lebensmittel regelmäßig in deinen Speiseplan ein. (Klar, bei starken Beschwerden suchst du bitte einen Facharzt auf.)

TRAUBENSILBERKERZE

Das heilkräftige Kraut gibt es als Bestandteil von Teemischungen, Filmtabletten oder Kapseln in der Apotheke. Jüngere Frauen können die Heilpflanzenextrakte unter anderem auch bei Menstruationsproblemen einsetzen.

MÖNCHSPFEFFER

Wirkt in Kapselform oder in Teemischungen regulierend auf den weiblichen Zyklus. Auch Frauen mit unerfülltem Kinderwunsch kann das Präparat helfen. Da die Pflanze daneben die Ausschüttung des Glückshormons Dopamin beeinflusst, kann sie die Laune verbessern.

ROTKLEE

Und noch eine Pflanze mit Spezialkräften: Aufgrund seines hohen Gehalts an pflanzlichen Östrogen wird Rotklee nicht nur von Damen ab 40 geschätzt, sondern auch bei Menstruationsproblemen eingesetzt. Gleichzeitig soll die Heilpflanze, verwendet als Extrakt oder Tee, die Konzentration, die Stimmung und das Schlafverhalten verbessern und zum Erhalt der Knochendichte beitragen. Rotkleeblüten oder -sprossen schmecken übrigens auch auf Suppen und in Salaten.

HÜLSENFRÜCHTE

Okay, bei empfindlichem Darm darfst du die folgenden Nahrungsmittel einfach überlesen. Obwohl: Von Ernährungsmedizinern werden sie aktuell geradezu gehypt. Warum? Bohnen, Linsen, Kichererbsen und Co. sind besonders reich an Phytoöstrogenen. Darüber hinaus sind sie extrem eiweißreich und damit ein hervorragender Ersatz für Protein aus Fleisch oder Fisch und – apropos Darm – mit ihrem hohen Gehalt an Ballaststoffen zusätzlich gute Sattmacher und Darminhalt-Abtransport-Beschleuniger.

RAUCHEN EINSTELLEN

Es handelt sich um die General-Lebensstilempfehlung schlechthin, wenn man lange und gesünder leben will: Falls du es immer noch tust, versuche, es dir abzugewöhnen. Ja, die Rede ist vom Rauchen, das nicht nur krebsfördernd ist, sondern auch massiv die Östrogenproduktion einschränkt. Das führt zu Menstruationsstörungen und Unfruchtbarkeit bei jüngeren Frauen und zu verfrühten Wechseljahren. Erkundige dich bei deinem Arzt nach Entwöhnungsprogrammen. Empfehlenswert ist beispielsweise Raucherentwöhnung per Hypnose (für alle, die fest daran glauben, dass Hypnose wirkt).

SPORT UND BEWEGUNG

No sports – angeblich ein Satz vom großen Winston Churchill, der weder als Frau noch als Frauenversteher in die Geschichte eingegangen ist. Trotzdem darfst du diese Weisheit bedingt beherzigen: Denn die Ausübung von Extremsport an vielen Tagen der Woche kann den Östrogenspiegel erniedrigen.

Mäßig, aber regelmäßig Sport zu treiben und körperlich aktiv zu sein, ist jedoch unbedingt empfehlenswert. Ideal ist ein Mix aus Ausdauer und Kraft: Der kann zum Beispiel darin bestehen, dreimal die Woche für 30 Minuten aufs Fahrrad zu steigen und zweimal die Woche ein kleines Zehn-Minuten-Work-out für starke Muskeln und Knochen zu absolvieren.

KAFFEE

Dass Kaffee gut ist und nicht entwässernd oder zellschädigend wirkt, hat sich mittlerweile ebenfalls herumgesprochen. Aufgrund der in ihm enthaltenen Pflanzenstoffe wirkt Kaffee sogar zellschützend. Studien haben gezeigt, dass Frauen, die täglich mehr als zwei Tassen des Wachmachers trinken (200 mg Koffein), möglicherweise einen höheren Östrogenspiegel aufweisen als die, die darauf verzichten.

UNTERGEWICHT VERMEIDEN

Nicht zu dünn werden – okay, viele Frauen klagen mit dem Älterwerden nicht gerade über eine Untergewichtsproblematik. Schließlich verändert sich das Stoffwechseltempo. Aber es ist tatsächlich erwiesen, dass sehr dünne Frauen ab 50 erniedrigte Östrogenspiegel aufweisen. Frauen mit einem etwas (!) höheren Körperfettanteil am Bauch produzieren dagegen weiterhin ausreichend Östrogene.

MEHR ALS DIE NUMMER ZWEI – PROGESTERON

Es ist ein bisschen so wie mit der nicht so attraktiven Schwester von Barbie. Dabei ist sie viel schlauer, witziger, kann Doppelkopf und ist ein unglaublich guter Kumpel. Außerdem sieht sie auf den zweiten Blick auch verdammt gut aus. Wenn man sie einmal ins Herz geschlossen hat, ist sie die beste Freundin ever. Das merkt man spätestens dann, wenn es Krach gegeben hat und sie sich wochenlang nicht meldet.

Ein bisschen übertrieben, dieses menschliche, allzu menschliche Bild? Nein, Hormone sind so, sie machen uns gewissermaßen erst zu Menschen. Und manche sind besonders machtvoll, wie auch dieses, das immer ein wenig im Schatten von Östrogen steht und im Leben einer Frau, die nicht immer eine Barbie ist (oder sein will), eine megawichtige Rolle spielt.

Nun ist es leider so, dass Progesteron auch in der medizinischen Welt nicht annähernd so viel Aufmerksamkeit wie Östradiol bekommt. Dabei hat das Hormon, das zur Gruppe der Gestagene gehört, ebenfalls Superkräfte. Ist im Körper einer Frau zu wenig davon vorhanden, merkt frau das sehr schnell. Dann schläft sie nicht mehr gut, ist unausgeglichen und geistig weniger belastbar. Und sie kann keine Babys bekommen. Weil das Hormon vom Gelbkörper der Eierstöcke, während einer Schwangerschaft und auch vom Mutterkuchen (Plazenta) produziert wird, nennt man es auch Gelbkörperhormon oder Corpus-luteum-Hormon (ganz schlaues Latein für »Gelbkörper«; by the way: endlich mal Latein, nicht Griechisch). Gelbkörper ist das Gebilde, das aus den Resten der Eihülle hervorgeht, nachdem die reife Eizelle den Eierstock verlassen hat, also nach dem Eisprung. Im Prinzip bereitet der Gelbkörper damit schon den nächsten Zyklus vor. Aus diesem Grund ist auch klar, warum Gestagene in der zweiten Zyklushälfte zunehmen. Das ist immer der Fall, außer bei einer Schwangerschaft. Denn sobald eine Eizelle befruchtet wird, beginnt der Gelbkörper im Eierstock im Nullkommanichts zu schrumpfen. Während des normalen Zyklus bereitet Progesteron die Gebärmutterschleimhaut für die Einnistung einer befruchteten Eizelle vor. Sobald sich ein Ei eingenistet hat, kann kein weiterer Eisprung stattfinden, weil der Gelbkörper in den ersten Wochen weiterhin Progesteron produziert. So funktionieren im Prinzip auch die synthetischen, also künstlich hergestellten Gestagene, die vor allem in der Schwangerschaftsverhütung eingesetzt werden sowie in der Hormontherapie. Nach einer Übergangsphase in der Frühschwangerschaft übernimmt die Plazenta diese Aufgabe um die zwölfte Schwangerschaftswoche herum dann ganz. Ist die Frau jedoch nicht schwanger geworden, bildet sich der Gelbkörper zurück, sodass immer weniger Progesteron produziert wird. Dann kommt es zur Menstruation, also Regelblutung.

Auch in den Nebennieren werden kleinere Mengen Progesteron produziert. Gesteuert wird das Ganze durch das luteinisierende Hormon, den vorgeschalteten Taktgeber. Zusammen mit ihrer Schwester Östrogen reguliert Progesteron also den weiblichen Zyklus. Nun werden Männer zwar nicht schwanger, aber sie leisten nachweislich aktiv ihren Beitrag dazu. Auch dazu brauchen sie, ja, Progesteron. Das wird bei ihnen in der Nebennierenrinde und in den Hoden hergestellt. Wozu sie es brauchen? Das Hormon gibt ihren Spermien den nötigen Kick, schön beweglich zu sein und sicher in der Eizelle zu landen.

Die Managerin

Wenn man Östrogen als Opernstar betrachtet mit Divenqualitäten und all den Allüren, die dazu gehören, dann ist Progesteron eher die Managerin oder Agentin im Hintergrund, die das Leben ihrer Schwester organisiert und dafür sorgt, dass die Gute nicht entgleist. Und das macht sie richtig gut.

EINFLUSS AUF DIE FRUCHTBARKEIT

Progesteron hilft nach dem Eisprung oder auch in der zweiten Zyklushälfte dabei, dass die Gebärmutterschleimhaut sich entfaltet und besser durchblutet wird. Dann erhält es sie für eine ganze Weile und sorgt danach für ihren Abbau. Ist diese Phase – man nennt sie Lutealphase – zu kurz und beträgt weniger als zehn Tage, kann

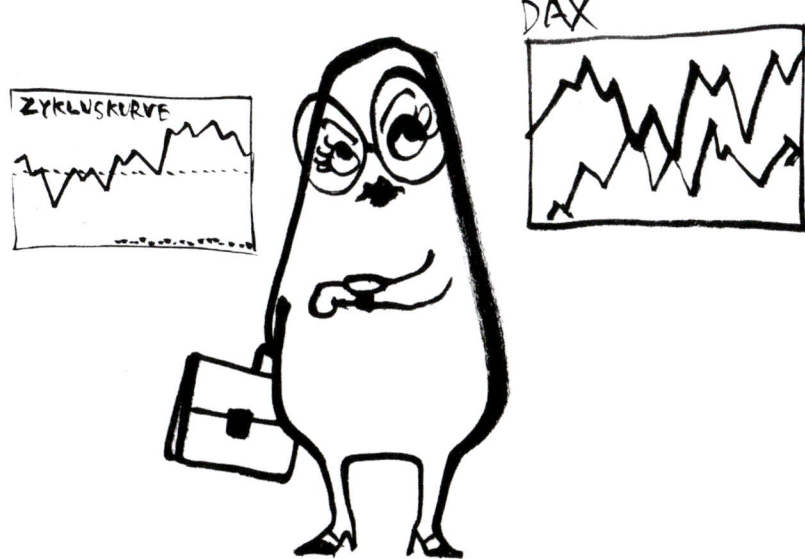

Toughe Lady: Progesteron sorgt dafür, dass alles rundläuft im weiblichen Zyklus und die divenhafte Schwester Östrogen nicht entgleist.

dies ein Hinweis auf einen zu geringen Progesteronwert sein. Das kann die Chancen auf eine Schwangerschaft senken, weil die Eizelle zu wenig Zeit hat, um sich einzunisten. Auch durch synthetische Gestagene wird ein regelmäßiger Abbau der durch Östrogen aufgebauten Gebärmutterschleimhaut gefördert. So lässt sich beispielsweise die Entwicklung von Krebszellen in der Gebärmutterschleimhaut verhindern, da diese regelmäßig abgestoßen wird.

STABILISIERT DAS SKELETT

Das Hormon macht starke Knochen, weil es sie erneuert. Östrogen hilft beim Erhalt der bestehenden Knochensubstanz. Progesteron hilft bei der Herstellung neuer Knochen, indem es die Osteoblasten stimuliert, also die knochenaufbauenden Zellen. Ein unregelmäßiger Menstruationszyklus und eine kurze Lutealphase, die auf einen Progesteronmangel zurückzuführen sind, können deshalb das Risiko von Osteoporose erhöhen.

STOFFWECHSELMOTOR

Progesteron regt den Stoffwechsel an. Auch diese Funktion ist aber zyklusabhängig: Nach dem Eisprung steigt die Körpertemperatur einer Frau grundsätzlich um ein halbes Grad. Progesteron schlüpft jetzt in die Rolle eines Stoffwechselturbos. Dadurch bekommst du zum einen mehr Appetit und zum anderen mehr Energie. Beides ist im Fall einer Schwangerschaft wichtig, damit das Baby gut versorgt wird.

GESUNDHEITSMANAGER

Als perfekte Gesundheitsmanagerin sorgt Progesteron dafür, dass du in der Mitte bleibst und perfekt performst. Tatsächlich hilft ein hoher Progesteronspiegel beispielsweise dabei, schlechte Angewohnheiten loszuwerden. Das ist eine gute Nachricht, denn Frauen fällt es nachweislich viel schwerer, mit dem Rauchen aufzuhören. So begünstigen schwankende Hormonspiegel von Östrogen und Progesteron das Suchtverhalten, denn unter Einfluss von Östrogen wird mehr vom Belohnungs- und Glückshormon Dopamin produziert. Nun hat eine Studie der University of Pennsylvania aus dem Jahr 2016 gezeigt, dass es beim Cut mit schlechten Gewohnheiten auf das richtige Timing ankommt. Ein hoher Progesteronspiegel begünstigt demnach, dass das Hirnareal, das für Entscheidungen steht, jetzt aktiver ist. Deshalb sollten Frauen unbedingt in der zweiten Zyklushälfte gute Vorhaben in die Tat umsetzen.

EINSCHLAFHELFER

Das Hormon lässt dich besser schlafen. Ein ausreichend hoher Progesteronspiegel hilft, schneller einzuschlafen, einen besseren Tiefschlaf zu haben und insgesamt länger zu schlafen.

HAUTSCHMEICHLER

Das Hormon macht einen schönen Teint und verbessert den Haarwuchs. War das nicht das Östrogen? Ja, aber Progesteron verringert den Einfluss männlicher Geschlechtshormone bei

Frauen. Dadurch wird der Haarwuchs beschleunigt und die Haut reiner.

KREBSPROPHYLAXE

Progesteron soll vor Brust- und Gebärmutterhalskrebs schützen. Das ist die zweite Superkraft dieses erstaunlichen Weiblichkeitshormons: Progesteron steuert (zum richtigen Zeitpunkt) dem anregenden Effekt von Östrogenen auf Brüste und Gebärmuttergewebe entgegen.

VERLANGSAMT DIE DARMAKTIVITÄT

Last, but not least und nicht sehr schön wirkt Progesteron stopfend. Das liegt daran, dass das Hormon entspannend auf die gesamte Muskulatur wirkt und deshalb die Bewegungen deines Darms schwächen kann. Dein Stuhlgang kann so unregelmäßiger werden und du mitunter einen kleinen Bauch entwickeln. Übrigens: Verstopfung ist bei vielen Frauen ein Problem, das sie ernst nehmen sollten. Oft liegt es (auch) am Progesteron, aber auch daran, wie Studien gezeigt haben, dass Frauen sich einfach zu wenig Zeit nehmen für ihren Stuhlgang, weil sie vorher noch kurz aufräumen, sich eben schön machen und die Kinder in den Kindergarten bringen ... Tja, das ist das Schicksal vieler Alltagsmanagerinnen, das käme einigen Männern wohl gar nicht in den Sinn. Ein erhöhter Progesteronspiegel macht in der Schwangerschaft vielen werdenden Müttern zu schaffen. Er ist auch die Ursache dafür, dass der Darm nach dem Eisprung einen Gang herunterschaltet.

Welcher Wert ist normal?

In der ersten Zyklushälfte liegt die Progesteronkonzentration im Blutserum bei bis zu 1,4 µg/l. Nach dem Eisprung, in der Lutealphase, beträgt die Konzentration zwischen 3,34 und 25,6 µg/l. Nach der Menopause ist nur noch bis zu 1,00 µg/l nachweisbar. In der Schwangerschaft sind folgende Werte normal:
Erstes Drittel: 11,2 bis 90,0 µg/l,
Zweites Drittel: 25,6 bis 89,4 µg/l,
Drittes Drittel: 48,4 bis 422,5 µg/l.
Der Wert steigt nach dem Eisprung und in der Schwangerschaft an.

Woran merkst du, dass du unter einem Progesteronmangel leidest? Bei Zyklusstörungen, zum Beispiel verkürzten Abständen zwischen den Monatsblutungen. Oder wenn du dir ein Baby wünschst und es klappt auch nach langem Probieren einfach nicht. Manchmal kann das Problem am Gelbkörper selbst liegen oder daran, dass der Hypophysenvorderlappen zu wenig luteinisierendes Hormon produziert. Eine Gelbkörperschwäche lässt sich nach dem Eisprung durch zwei bis drei Blutentnahmen im Abstand von jeweils drei bis vier Tagen durch den Frauenarzt feststellen.

Das Progesteron-(Selbst-) Hilfeprogramm

Bei niedrigen Progesteronspiegeln kommt es zu unregelmäßigen Zyklen und meist starken und schmerzhaften Menstruationsblutungen. Der Arzt verordnet hier zumeist eine Progesterontherapie. Die kann den Zyklus wieder in den richtigen Rhythmus bringen, Beschwerden (auch das prämenstruelle Syndrom, PMS) lindern und insgesamt die Fruchtbarkeit steigern. Ebenfalls empfehlenswert ist diese Therapie für Frauen, die sich im Übergang zur Menopause (also der letzten Regelblutung) befinden und die Anzeichen einer Östrogendominanz, wie Wassereinlagerungen, Gewichtszunahme, lange und schmerzhafte Menstruation, aufweisen. Dabei können sie auch die klassischen Wechseljahressymptome haben wie Schlafstörungen und Hitzewallungen.

Heute wird mit der sogenannten naturidentischen Hormontherapie gearbeitet, weil die das natürlichste Konzept für einen Hormonersatz ist. Meistens gibt man das bioidentische Progesteron als Salbe oder Gel über die Haut oder über Progesteron-Vaginalkapseln. Salbe und Gel werden auf Rezept in Apotheken hergestellt. Warum das gut ist? So wird der Weg über die Leber umgangen, die sonst immer beteiligt ist, wenn du eine Tablette schluckst. Das führt zu Streuverlusten. Über die Haut kann die Dosis so klein wie möglich gehalten werden. Wenn du weißt, wie machtvoll Hormone im Körper wirken, ist das doch irgendwie ganz beruhigend.

Ebenfalls eine Rolle spielt die Gabe von Progesteron bei der Verhütung. Hier kommen die künstlich hergestellten Gestagene ins Spiel, die eine ähnliche Wirkung haben wie das natürliche Hormon. Sie werden in der Medizin vor allem in Form der Pille oder auch zur Behandlung von Akne eingesetzt. 40 Prozent aller Frauen in Deutschland verwenden zur Verhütung die Pille, vor allem Mädchen und junge Frauen setzen auf dieses sehr sichere Verhütungsmittel. Die Pille gaukelt dem Körper durch Gestagene eine Schwangerschaft vor: Der Zyklus wird unterbunden, indem keine neue Eizelle heranreift. Anders als bei einer Schwangerschaft bleibt der Zyklus erhalten, sodass durch verschieden hohe Konzentrationsdosen der Pille dennoch die Menstruationsphase eingeleitet wird. Eine äußerst regelmäßige, oft stundengenaue Einnahme der Gestagene ist deshalb wichtig. Häufig sind die Pillen für die verschiedenen Zyklusphasen unterschiedlich eingefärbt, um die abweichenden Hormonkonzentrationen zu zeigen.

Gut ist, dass ...
• die Pille vom ersten Tag der Einnahme wirkt,
• Blutungsstärke und -dauer abnehmen,
• Regelschmerzen meist abklingen,
• sich das Hautbild verbessert,
• sie die Fruchtbarkeit nicht beeinflusst.

Weniger gut ist, dass die Pille ...
• nicht nebenwirkungsfrei ist. Es kann zum Beispiel zu Übelkeit und Erbrechen kommen, du nimmst vielleicht zu, die Libido leidet, auch Zwischenblutungen und unangenehme Spannungsgefühle in den Brüsten sind möglich.
• das Risiko für Thrombosen (insbesondere bei Raucherinnen!), Herzinfarkt, Schlaganfall und bestimmte Krebserkrankungen leicht erhöht.

ICH, HONK: TESTOSTERON

Es ist der Stoff, der Helden macht. Der dafür sorgt, dass James Bond immer gewinnt, auch wenn der aktuelle Gegner noch testosterongetränkter wirkt als er selbst. Der dafür verantwortlich ist, dass Lewis Hamilton vielleicht noch einen Zacken schneller fährt als Sebastian Vettel. Testosteron heißt die Substanz, die aus Sportlern Spitzensportler macht und aus Börsenmanagern eiskalte Haifische. Das gilt nicht nur für Männer. Bei weiblichen Spitzensportlern wie der südafrikanischen Läuferin Caster Semenya macht(e) ein hohes Testosteronlevel erfolgreicher gegenüber den Mitstreiterinnen. Bei weiblichem Spitzenpersonal wie der Präsidentengattin Claire Underwood in der Netflix-Serie *House of Cards* sorgt ein hoher Testosteronspiegel für Ehrgeiz und Sexiness. Kurz: Testosteron macht knallhart, muskulös und durchsetzungsstark ... Stimmt das wirklich? Vorsicht, ganz so leicht ist es nicht.

Besser als sein Ruf?

Klar, Testosteron ist das Hormon der männlichen Sexualität. Darin sind sich die Wissenschaftler einig. Welche Effekte es darüber hinaus auf das menschliche Verhalten hat, ist dagegen ungewiss. Macht Testosteron aggressiv? Sorgt es dafür, dass Hooligans im Fußballstadion handgreiflich werden, dass bestimmte Männer Frauen begrapschen oder sich ihr Unterhaltungsbeitrag in einer Gesellschaft auf versauten Schwachsinn beschränkt?

Man kann wohl getrost davon ausgehen, dass der MeToo-Debatten-Auslöser Harvey Weinstein neben einem seltsamen Selbstbild nicht gerade unter Testosteronmangel leidet. Im Englischen gibt es sogar einen Begriff dafür: testosterone-poisoning, zu Deutsch: Testosteronvergiftung oder das »stereotyp negative Gebaren von Männern«.

Traditionell hat das Testosteron also einen eher schlechten Ruf und zeugt davon, dass das männliche Geschlecht mitunter noch mehr Ähnlichkeit mit unseren engsten Verwandten im Tierreich, den Primaten, hat, als das östrogengesteuerte weibliche Geschlecht.

Ja, auch ich habe dabei die Bilder des letzten Zoobesuchs vor Augen. Nicht selten stehen am Affengehege entsetzte Ehefrauen, deren Blick zwischen den sich am Hintern kratzenden und sich dann am Finger riechenden Affen und ihren Ehemännern hin und her schweift. Dabei hat Testosteron wesentlich vielfältigere Auswirkungen auf unser Wohlbefinden, und das eben auch bei Frauen, nur hier in zehnmal geringerem Umfang.

Wo es herkommt

Das mit Abstand wichtigste Geschlechtshormon des Mannes wird vor allem in seinen Hoden gebildet. Diesen Prozess steuern die Hirnanhangsdrüse und der Hypothalamus im Zwischenhirn. Da kann ich jetzt nicht anders, als zu unterstreichen, dass es tatsächlich eine Verbindung zwischen Hirn und Hoden gibt, für einige Menschen kaum zu glauben. Dazu gibt die Hirnanhangsdrüse das follikelstimulierende Hormon (FSH) und das interstitielle zellstimulierende Hormon (ICSH) ab. Während Ersteres für die Bildung der Spermien zuständig ist, steuert Letzteres die Testosteronproduktion.

Frauen produzieren ebenfalls geringe Mengen Testosteron in ihren Eierstöcken, der Plazenta und der Nebennierenrinde. Hier ist das Hormon vor allem in der Pubertät für das Körperwachstum und die Scham- und Achselbehaarung zuständig sowie für die Entwicklung des weiblichen Sexualtriebs. Trotzdem macht Testosteron eine Frau nicht zwangsläufig zum Mannweib. In den Wechseljahren produziert der Körper weniger Testosteron, auch bei operativen Eingriffen in die Gebärmutter oder Eierstöcke sinkt der Spiegel.

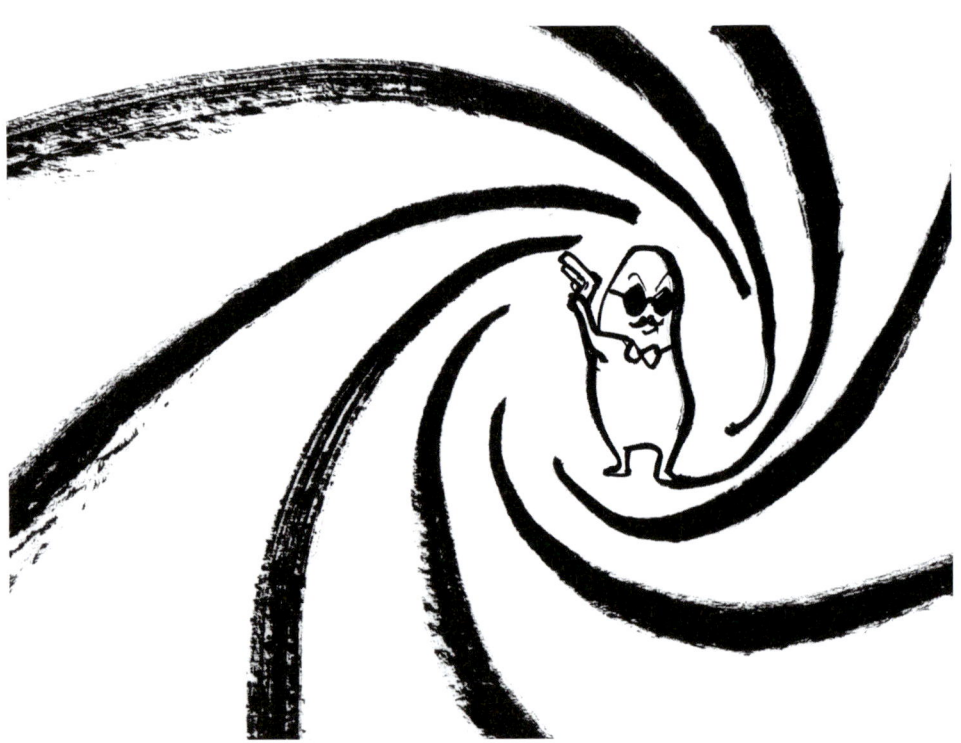

Der James Bond unter den Hormonen: Testosteron macht aus einem Mann einen ganzen Kerl – aggressiv und verwegen, aber auch ehrlich und fair.

Was Testosteron alles kann

Das Männlichkeitshormon steuert den für den Muskelaufbau notwendigen Eiweißstoffwechsel, denn Eiweiß ist der Baustoff für Muskelzellen. Das ist mit ein Grund, warum Jungen ihre Pubertät oftmals als bereichernder empfinden als Mädchen, denen der Umbau ihres Körpers zu schaffen machen kann. Die Jungs werden groß, stark und erwachsen; die Mädchen finden, dass ihr Körper nicht schöner, sondern hässlicher wird, wie eine Studie an der Uni in Jena gezeigt hat. Außerdem stärkt Testosteron die Knochenmasse und ist für die Bildung der roten Blutkörperchen wichtig. Da dämmert einem ein sehr offensichtlicher Grund, warum Testosteron als Dopingmittel so begehrt ist, denn mehr rote Blutkörperchen zu haben bedeutet auch vergleichsweise mehr Power. Auch der Anteil an Körperfett wird unter dem Einfluss des Männerhormons reduziert.

Auf der anderen Seite hat Testosteron eine starke Wirkung auf die Denkfähigkeit, die Energieleitung und die Motivation. Denn das Männlichkeitshormon kann die Blut-Hirn-Schranke im Gehirn ohne größere Probleme überwinden, und das können sehr viele andere Botenstoffe und sogar viele Medikamente nicht. So bestimmt seine Konzentration im Blut auch unser Verhalten, das von der Zentrale im Kopf gesteuert wird.

ABER (jetzt kommt's): Testosteron scheint neueren Studien der kanadischen Nipissing University oder der Universität in Utrecht zufolge nicht ausschließlich für antisoziales Verhalten verantwortlich zu sein. Den bisherigen Ergebnissen zufolge sieht es ganz im Gegenteil so aus, als ob es soziales Verhalten und Fairness sowie Ehrlichkeit sogar fördern würde. Die Forscher kommen zu dem Schluss, dass sich soziales Verhalten nicht allein durch den Hormonstatus erklären lässt. Da sind wir dann wieder an dem Punkt, dass es nicht allein um die Menge eines einzelnen Hormons geht, sondern um das Zusammenspiel der kleinen Botenstoffe in unserem Körper. Unumstritten jedoch ist die Rolle des Hormons in der Sexualität.

Hormonwahnsinn, Teil 2

Die Pubertät von Jungen beginnt mit der Größenzunahme der Hoden und der Entwicklung der Schambehaarung in der Vorpubertät, die bei vielen Jungen im Alter von neun bis elf Jahren einsetzt. In dieser Phase der Pubertät haben Jungen oft einen besonders hohen Bewegungsdrang. Gefühle und Verhalten stehen ebenfalls unter Einfluss der Hormone. Manchmal werden dann die alten Legosachen wieder hervorgekramt, an anderen Tagen wird lautstark die Einrichtung eines cooleren Zimmers verlangt.

In der Hochphase der Pubertät zwischen dem 12. und 17. Lebensjahr verändert sich die Stimme, es kommt zum ersten Samenerguss – oft unbewusst im Schlaf. Im Körperinneren reifen Prostata und Bläschendrüsen heran, die den größten Teil des Spermasekrets produzieren.

Mit dem Bartwuchs geht es bei vielen Jungs vergleichsweise spät los. Dafür erleben sie oft deutlich früher einen ausgeprägten Wachstumsschub: Schultern und Brust werden breiter, während die Hüfte eher schmal bleibt.

Die Stimmung ist gewöhnungsbedürftig und schwankt zwischen Ablehnung, Gleichgültigkeit und Streitlust. Grenzen werden ausgetestet, Mutproben sind wichtig, manchmal auch extrem viel Alkohol trinken, schnell Auto fahren – das alles, um der Peergroup, den Freunden, zu gefallen. Alles Dinge, die der Autor dieses Buches auch durchlaufen hat. (An dieser Stelle möchte ich kurz anmerken: Mama, danke, dass du mich damals von der Polizeiwache geholt hast!) Das Belohnungssystem im Gehirn funktioniert anders als beim Erwachsenen, die Umbauarbeiten sind gewaltig.

Nicht nur der Körper, auch das Zusammenspiel von Hormonen im Gehirn verändert sich. Wissenschaftler von der Berkeley-Universität in Kalifornien haben eine Studie vorgestellt, die einen Zusammenhang zwischen der Testosteronkonzentration bei Pubertierenden und ihrem teilweise seltsamen Verhalten herstellt. Denn in den ersten Pubertätsjahren steigt die Konzentration des Hormons bei den Teenagern an. Hier wirkt es auf Hirnareale wie die Amygdala, die dafür sorgen, dass wir Gefahren meiden. Das Hormon steigert bei den Jungen und Mädchen zudem die Belohnungsregionen im Kopf. Das führt nun dazu, dass Teenager Grenzen austesten und das Risiko suchen. Trotzdem läuft der Umbau im Gehirn bei den Geschlechtern unterschiedlich ab. Darauf deutet hin, dass Jungs bei Frust eher mal was kaputt machen und Mädchen eher niedergeschlagen reagieren. Ausgerechnet in einer Zeit, wenn die Schule wichtig wird, werden die Jungen unruhiger. Wenigstens scheint sich die Pubertät auf die Intelligenz nicht auszuwirken. Denn auch wenn Jungen später reifen und insgesamt etwas hinterherhängen, während Mädchen in der Schule oft bessere Noten bekommen und fleißiger sind, gibt es bezüglich des IQs kaum Unterschiede zwischen den Geschlechtern.

Während Mädchen relativ früh wissen, dass sie sich bei medizinischen Fragen an einen Gynäkologen wenden können, ist der Gang zum Arzt für einen Jungen nicht selbstverständlich. Stellt sich ja erst mal die Frage: Wohin gehe ich denn überhaupt? Wichtig ist deshalb, dass ein Junge weiß, dass ein Termin beim Urologen oder Hausarzt keine Peinlichkeit ist, sondern eine Chance. Ein Arztbesuch ist wichtig, wenn ...

- sich mit 15 Jahren noch keine typischen Merkmale der Pubertät zeigen,
- die Vorhaut schmerzhaft verengt ist,
- Schmerzen beim Wasserlassen auftreten,
- sich eitriger Ausfluss am Ausgang der Harnröhre bildet.

Welcher Wert ist normal?

Der Testosteronspiegel im Blut unterliegt natürlichen Schwankungen. Nach einem Erfolgser-

lebnis kann der Wert höher sein, bei einer Niederlage geringer. Auch Stress, Alkohol, Drogen oder Medikamente können den Wert beeinflussen. Bei beiden Geschlechtern sind die Testosteronwerte morgens am höchsten und nehmen im Lauf des Tages ab. Bei Frauen steigt die Konzentration zu Beginn des Zyklus stetig an, erreicht um den Eisprung herum den Höhepunkt und sinkt dann wieder ab. Ist der Testosteronwert hoch, haben Frauen oft mehr Lust als sonst auf Sex. Beim Mann nehmen die Werte circa ab dem vierten Lebensjahrzehnt konstant ab. Sie hängen auch mit dem Körperfettanteil zusammen: Übergewichtige Männer haben im Allgemeinen niedrigere Testosteronspiegel.
Bei einer Blutentnahme zwischen acht und zehn Uhr morgens bei erwachsenen Männern liegt die Gesamt-Testosteronkonzentration im Blutserum bei 2,41 bis 8,27 µg/l. Am Abend fällt der Testosteronwert um etwa 20 Prozent ab.
Bei Frauen liegt der Testosteronspiegel zwischen dem dritten und fünften Zyklustag bei etwa 0,14 bis 0,76 µg/l.
Ein sehr kleiner Teil des Testosterons kreist frei durch die Blutbahn. Der Rest ist an Eiweiß, also einen Transporter, gebunden, darunter an das sogenannte sexualhormonbindende Globulin (SHBG). Für alle, die Zahlen besonders mögen: Manchmal zieht der Arzt neben dem Testosterongesamtwert auch den Testosteron/SHBG-Quotienten, der das freie Testosteron abbildet, zur Beurteilung heran. Man nennt ihn auch freier Androgen-Index. Er liegt bei Männern

bei 7 bis 100 Prozent (altersabhängig) und bei Frauen unter 6 Prozent.

Vorsicht: Entgleisung

Größere Mengen Testosteron können ein Hinweis auf Erkrankungen der Nebennieren sein, zum Beispiel das erblich bedingte adrenogenitale Syndrom (AGS). Bei beiden Geschlechtern kommt es zu Störungen der Sexualentwicklung und -funktionen, Wachstumsstörungen können auftreten. Bei Mädchen kommt es zu einer verstärkten Behaarung und die Brust entwickelt sich nicht, auch die Menstruation bleibt aus. Bei Jungen deutet eine verstärkte, vorzeitige Entwicklung von Achsel- und Schambehaarung sowie Bartwuchs auf eine vorgezogene Pubertät hin. Die Keimdrüsen in den Hoden sind aber unreif. Äußerst selten bilden bösartige Tumoren der Nebennierenrinde, die beide Geschlechter betreffen können, Testosteron.
Jüngere Frauen mit starkem Übergewicht können zystische Veränderungen an den Eierstöcken (polyzystisches Ovarsyndrom, auch PCO-Syndrom genannt) entwickeln. Dies kann Vermännlichungserscheinungen und weitere Störungen im Zyklus und in der Fruchtbarkeit verursachen.
Erniedrigte Testosteronspiegel hingegen können die Folgen von Hodenkrebs, Störungen der Hypophyse sowie erhöhten Prolaktinwerten sein. Dies kann beim Mann zu einer Verweiblichung führen, die Brust wird dann größer. Bei Übergewicht kann das Fettgewebe, das wie eine eigene

Hormonfabrik arbeitet, den Testosteronspiegel senken.

Mit zunehmendem Alter – der natürliche Abfall beginnt bereits mit Anfang 30 – sinkt der Wert des Männlichkeitshormons, spürbar an Abgeschlagenheit, Konzentrationsstörungen und Libidoverlust. Ein regelrechtes Low-T-Syndrom wird in der Regel mit Substitution behandelt.

Voraussetzung dafür sind zwei Mangelnachweise nacheinander und das Auftreten von mindestens drei Symptomen (Muskelabbau, Fettzunahme, keine Lust auf Sex, Erektionsstörungen, Schlafstörungen, Leistungsminderung, abnehmender Bartwuchs, keine Lust auf Bewegung). Gemessen werden müssen das Gesamttestosteron, Albumin und SHBG (Sexualhormon-bindendes Globulin).

Versuch aber bitte nicht, dich selbst zu behandeln, wenn du an einem Testosteronmangel leidest! Verwendet man Testosterongels und -pflaster ohne ärztliche Verordnung, kann das gefährlich werden: Ein Zuviel des Powerhormons verdickt das Blut, fördert Herz- und Kreislaufbeschwerden, begünstigt Akne und drosselt die Spermienproduktion. Übrigens: Auch exzessiver Sport kann den Testosteronspiegel senken.

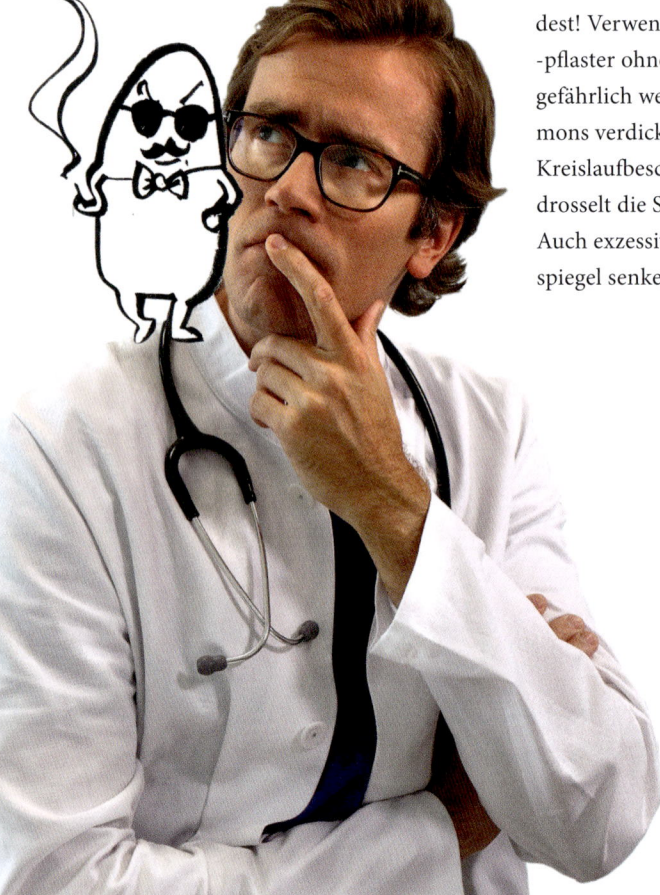

Blöd ist, dass Testosteron in der Pubertät Jungs zu gefährlichen Mutproben anstachelt, um cool zu sein.

Das Testosteron-Selbsthilfeprogramm

NIMM AB!

Ja, das klingt sehr anstrengend. Aber je dicker der Bauch, desto niedriger ist der Testosteronspiegel – das zeigen zahlreiche Studien ganz eindeutig. Es lohnt sich also, den Kampf mit den Kilos aufzunehmen.

Iss ausreichend Eiweiß aus Hülsenfrüchten (Bohnen, Linsen, Erbsen), Fleisch, Milchprodukten (Magerquark!), Fisch oder Eiern – das steigert aktives Testosteron. Der Eiweißbedarf eines gesunden Menschen liegt täglich bei 1 bis 1,2 Gramm pro Kilogramm Körpergewicht.

- Zum Frühstück: 1 Ei + 250 ml Milch + 10 g Käse.
- Zum Mittag- und Abendessen: je 100 bis maximal 200 g Fleisch, Fisch oder Käse oder hochwertiges pflanzliches Eiweiß aus Hülsenfrüchten (auch Tofu), das der Körper gut verwerten kann.

NÜSSE ESSEN

Iss auch regelmäßig Paranüsse, Cashewnüsse, Erdnüsse und andere Nussarten, die reich an einfach ungesättigten Fettsäuren und eine echte Gehirnnahrung sind. Es hat sich gezeigt, dass Männer, die regelmäßig gute Fette mit einfach und mehrfach ungesättigten Fettsäuren konsumieren, einen höheren Testosteronspiegel haben als Männer, die dies nicht tun.

ZINK

Ein Mineralstoff, der an der Testosteronproduktion beteiligt ist. Er steckt in Erdnüssen, Austern und Käse.

VITAMIN D

Vitamin D optimiert verschiedene Stoffwechselvorgänge und ist ebenfalls wichtig für die Produktion des Männerhormons. Du bekommst ausreichend Vitamin D durch die Sonne oder in den lichtarmen Monaten durch nicht verschreibungspflichtige Präparate aus der Apotheke.

TRAINIERE KURZ, ABER HEFTIG

Versuche es mit Krafttraining, das geht auch ohne Gewichte zu Hause, indem du Liegestütze und Sit-ups machst. Es lässt den Testosteronspiegel steigen, besonders wenn du kurz, aber intensiv trainierst.

MEIN LIEBSTER FC …

Je nach Region johlt man zu jedem Spiel, egal ob zu Hause oder vor dem Fernseher, mit viel Herz: Bayern, Bayer, Dortmund oder Schaaaalke. US-Forscher haben in einer Studie herausgefunden, dass bei Sieg oder Niederlage nicht nur die Testosteronspiegel der Spieler schwanken. Auch die Fans sind hormonell eher gut oder weniger gut aufgestellt, je nachdem, wie der eigene Verein spielt. Mit dem richtigen Verein kannst du also deinen Testosteronspiegel auf recht angenehme und unkomplizierte Weise steigern, fragt sich nur, welcher das ist …

BESSER ALS PARSHIP – OXYTOCIN

Kaum werden die Tage länger, die Welt heller, wärmer und grüner, scheinen die Hormone verrückt zu spielen. Tatsächlich sind Frühlingsgefühle ein Phänomen, das nicht nur Singles oder glückliche Paare, sondern auch Endokrinologen beschäftigt. Schließlich handelt es sich hier um ein Ereignis, bei dem durch den größeren Lichteinfluss Gehirne und Körper von verschiedenen Hormonen regelrecht geflutet werden. Die sorgen nicht nur für gute Stimmung, sondern machen auch Lust auf Liebe, Leichtigkeit und Sex. Einer der potenziellen Beziehungsanbahner, der hier munter mitmischt, ist das sogenannte Kuschelhormon Oxytocin.

Lass uns ein Kind machen!

Entdeckt wurde das aus neun Eiweißbausteinen (Aminosäuren) bestehende Neurohormon schon zu Anfang des letzten Jahrhunderts. Der britische Biochemiker Henry Hallett Dale beschrieb die Wirkung des Hormons auf die Gebärmutter erstmals, benannt wurde es dann nach seinem Effekt: leicht gebärend (von dem griechischen »okytokos«). Dabei wirkt Oxytocin schon weit vorher, bevor es mit dem Leben so richtig losgeht. Nach Frühlingsgefühlen, erfolgreicher Balz und beim anschließenden Sex schüttet die Hirnanhangsdrüse jede Menge Kuschelhormone aus. Das macht Lust und fördert die Orgasmusfähigkeit bei beiden Partnern. Ohne hier tiefer in die Geheimnisse des Kama-

sutra eindringen zu wollen, ist es offenbar so, dass beim Mann Oxytocin in der Prostata in höheren Dosen vorhanden ist als im Blut. Deshalb wird vermutet, dass das Frühlingsgefühle-Hormon bei der Kontraktion der Prostata und bei der Ejakulation eine Rolle spielt. Bei der Frau hingegen wirken Berührungen der Vagina und der Brustwarzen orgasmusfördernd.

So schön kann Liebe sein

Sieht man das Ganze nur nüchtern und biologisch, ist Oxytocin eine prima Erfindung, um die menschliche Fortpflanzung nicht nur zu gewährleisten, sondern auch, damit alle Beteiligten dabei jede Menge Spaß haben. Spannend ist, dass das Hormon nach dem Sex bei beiden Partnern für ein tiefes Gefühl der Verbundenheit sorgt (okay, außer wahrscheinlich bei schlechtem Sex, den soll es ja auch geben). Diese Eigenschaft hat ihm neben der Bezeichnung »Kuschelhormon« auch den Titel »Bindungshormon« eingebracht. Oxytocin soll offenbar dafür sorgen, dass das Paar seine potenzielle Brut später auch gemeinsam betreut.

Und hier kommt die nächste Funktion von Oxytocin ins Spiel: die des Frauen- und Wehenhormons. Denn Oxytocin ist dafür verantwortlich, dass zum Ende der Schwangerschaft die Wehen und damit die Geburt eingeleitet werden. Nach der Geburt verhindert es Nachblutungen und fördert die Ablösung der Plazenta von der Gebärmutterwand. Außerdem sorgt es dafür, dass sich die Milchdrüsen zusammenziehen und die Muttermilch in Richtung Brustwarze befördert wird. Und dann macht es aus einer frischgebackenen Mutter im Handumdrehen eine fürsorgliche Mama, bei der das Weinen ihres Babys Oxytocinschübe freisetzt, sodass sie auch dann noch lieb und freundlich bleibt, wenn sie nächtelang kaum geschlafen hat.

Tiefe Bindungsgefühle entstehen übrigens auch in Beziehungen zwischen anderen Säugetieren aus der näheren Verwandtschaft, wie etwa die zwischen Schimpansen oder in bestimmten Mäusefamilien, allen voran die amerikanische Präriewühlmaus. Diese geht – im Gegensatz zur zu Vielweiberei neigenden Bergwühlmaus – eine lebenslange Partnerschaft ein. Warum das so ist? Die Präriewühlmaus besitzt einfach mehr Zellrezeptoren für Oxytocin, und die machen treu. Tatsächlich sind verheiratete Männer unter Oxytocineinfluss besser gefeit vor Versuchungen des anderen Geschlechts, wie eine Bonner Studie aus dem Jahr 2012 gezeigt hat.

Oxytocin bestimmt übrigens auch die Beziehung zwischen dem Menschen und seinem treuesten Gefährten, dem Hund. Japanische Wissenschaftler haben herausgefunden, dass sowohl Herrchen als auch Hund im Zusammensein höhere Oxytocinspiegel aufwiesen. Bei Therapiehunden »wirkt« vor allem der Blick in die Augen einer Hündin.

Oxytocin aus der Konserve

Verabreicht man Oxytocin künstlich – das Hormon lässt sich im Labor herstellen –, klingen

Stresserscheinungen ab, man ist wieder besser drauf, nicht mehr sauer. Sogar Mitgefühl mit anderen und eine höhere Vertrauensseligkeit Fremden gegenüber entstehen unter dem Einfluss von Oxytocin, das wie eine positive Rückkopplungsschleife wirkt. Einerseits fördert es selbst das Kuscheln, andererseits wird durch die Kuschelei auch mehr von dem Hormon ausgeschüttet. Oder, um im Bild der Hundefreunde aus der japanischen Studie zu bleiben: Glückliche Hunde blicken ihren Besitzern besonders treuherzig in die Augen, was bei denen wiederum zu wahren Oxytocinstürmen führt.

Klar, dass eine Zeit lang ein unheimlicher Hype um das Hormon gemacht wurde. Oxytocin gab es als Parfüm oder Nasenspray – Entspannung, Sex und Treue mit einem Hub.

Das Problem: Verantwortlich für diese Wirkung ist nicht das Oxytocin, das im Blut herumschwimmt, sondern jenes, das im Gehirn ausgeschüttet wird. Seit 2008 ist deshalb Oxytocin-Nasenspray als Fertigarzneimittel nicht mehr in Deutschland im Handel, kann aber als individuelle Rezeptur in der Apotheke hergestellt werden – allerdings nur nach ärztlicher Verschreibung. Zugelassen ist der Wirkstoff Oxytocin für die Anwendung bei Schwangeren, um die Geburt einzuleiten, oder während der Geburt, um bei nachlassenden Wehen die Wehentätigkeit wieder anzukurbeln. Nachdem das Baby auf der Welt ist, kann das Hormon verabreicht werden, um Blutungen vorzubeugen und die Nachgeburt zu beschleunigen.

Die dunkle Seite der Macht

Heute arbeiten auf der ganzen Welt circa hundert Forscher-gruppen zu diesem Hormon, und die kommen teilweise zu ganz unterschiedlichen Ergebnissen. So zeigt eine Studie aus dem Jahr 2005, dass das Hormon bei Mäusen traumatische Erfahrungen in der Gruppe auslösen kann. Eine andere Studie aus den Niederlanden aus dem Jahr 2011 kommt zu dem Er-gebnis, dass Oxytocin Misstrauen und Aggressionen zwischen verschiedenen sozialen Gruppen schürt. Das nannte man dann ganz kreativ die »dunkle Seite des Kuschelhormons«. Vielleicht wurde hier, wie manche Wissenschaftler vermuten, aber einfach nur ein Effekt fehlinterpretiert. Denn seine Fami-lie oder sein Kind nach außen vor Gefahren zu schützen, macht biologisch durchaus Sinn.

Aktuell wird viel geforscht zum therapeutischen Potenzial von Oxytocin. Vielleicht liegt hier die Lösung zur Behandlung von Angststörungen, Autismus, Depressionen und anderen psy-chischen Erkrankungen. Eine französische Studie konnte zei-gen, dass die zusätzliche Gabe von Oxytocin die sozialen Fä-higkeiten von Menschen verbessert, die an Autismus leiden. Noch ist aber ganz und gar nicht sicher, wie sich eine dauer-hafte Gabe des Hormons beurteilen lässt – und ob es nicht eventuell negative Nebenwirkungen gibt, die den Nutzen des Hormons beeinträchtigen.

Deshalb Finger weg von eigenmächtiger Selbstbehandlung mit Oxytocin-Nasensprays, die im Internet angepriesen werden! Zum einen weiß bei diesen Produkten, die zum Teil aus unse-riösen Quellen stammen, niemand, was genau drinsteckt (wie es leider fast immer der Fall ist bei im Internet bestellten Me-dikamenten), und allein die Einnahme eines Hormons reicht sicher nicht aus, um begehrenswerter oder gleich ein Liebes-gott zu werden. Dann vielleicht doch lieber ein paar Seiten im Kamasutra lesen ...

Oxytocin erhöht die Sensibilität in jeder Bezie-hung, das kann sich aber ganz unterschiedlich auswirken.

Dein Oxytocin-Selbsthilfeprogramm

BERÜHREN UND STREICHELN!

Wissenschaftlich gesehen handelt es sich dabei um eine Deformation der Haut, die tut aber so gut. Deshalb liebe Menschen, die Liebste oder den Liebsten, die Kinder, die Eltern, den Hund streicheln, streicheln, streicheln. So zeigst du ihnen eindeutig, wie gern du sie hast. Gleichzeitig erhöht sich dadurch sowohl beim Streichler als auch beim Gestreichelten der Oxytocinspiegel. Regelmäßige Umarmungen lassen den Blutdruck sinken, Ängste verblassen, Schmerzen werden weniger intensiv empfunden, dafür wird das Immunsystem nachhaltig gestärkt.

HEILSAME HÄNDE

Diese Hilfe musst du dir gegebenenfalls einkaufen, wenn du keinen Menschen in der Nähe hast, der dich krault und streichelt. Eine Massage unter moderatem Druck tut fast so gut wie eine liebevolle Streicheleinheit. Schmerzen verschwinden quasi im Handumdrehen.

Studien haben gezeigt, dass die positiven Wirkungen einer Massage noch nach 15 Minuten messbar sind: Man ist insgesamt aufmerksamer und lernbereiter.

Massagen gibt es heute vor allem in größeren Städten auch to go, zum Beispiel an Flughäfen. Die Aktion »Free Hugs«, bei denen Menschen anderen kostenlos Umarmungen anbieten, beruht auf dem Wissen, dass wir alle mal zwischendurch eine heilsame Kuscheleinheit gut gebrauchen können.

SEX, SEX, SEX

Das beste Mittel, um den Oxytocinspiegel dauerhaft hoch zu halten, besteht in regelmäßigem und ausgiebigem Sex mit langem Vor- und Nachspiel und gerne auch öfter als einmal pro Woche. Immer daran denken: Spätestens nach zwei Jahren Beziehung wird Oxytocin zum Gegenspieler der anderen Lusthormone und macht langjährige zufriedene Beziehungen überhaupt erst möglich. Also: Date dich mit deinem/r Liebsten und tu dir was Gutes. Das reduziert gleichzeitig ordentlich Stresshormone und wirkt entspannend.

Kleiner Kamasutra-Tipp gefällig? Frauen produzieren besonders viel Oxytocin, wenn sie an der Brust und den Brustwarzen stimuliert werden. Deshalb schafft Stillen auch so eine innige Beziehung zwischen Mama und Baby.

BECKENBODENTRAINING

Ja, auch das funktioniert: Durch regelmäßiges Beckenbodentraining kannst du den Oxytocinspiegel beeinflussen. Wenn du den Musculus pubococcygeus trainierst, unterstützt das die Oxytocinproduktion. Wie das geht? Mehrfach hintereinander den Pomuskel und den in der Körpermitte unten – da liegt er nämlich – einfach anspannen und wieder loslassen. Das geht auch in der Warteschlange an der Kasse, im Auto oder an der Bushaltestelle.

SO HAPPY TO BE HERE – SEROTONIN

Was uns wirklich glücklich macht, sind weder das große Haus noch das dicke Auto, der Swimmingpool, dreimal im Jahr in Urlaub fahren, nette Nachbarn, der Traumjob oder dass die Sonne scheint. Das ist jetzt natürlich für alle bitter, die diesem vermeintlichen Glück wie getrieben hinterherlaufen. Nein, was uns gute Laune macht und zufrieden stimmt, hängt einzig und allein vom ausreichenden Vorhandenseins eines Hormons ab: nämlich Serotonin. Es ist im Übrigen auch die Ursache dafür, dass sowohl Schokolade essen als auch Sport treiben glücklich machen. Letzteres allerdings nur, wenn es intensiv zur Sache geht. Wenn man nur so ein bisschen vor sich hin walkt oder Alltagsyoga macht, war es das mit der Extraportion Serotonin im Gehirn. Trotzdem hat beides als Bewegungsform natürlich seine Berechtigung und macht fit und gelenkig.

Ist der Spiegel unseres »Wohlfühlhormons« erniedrigt, merken wir das ganz schnell und unsere Umwelt meistens auch. Dann sinkt die Stimmung, wir sind nicht mehr zuversichtlich, entwickeln Ängste und machen uns Sorgen. Dauert der Serotoninmangel an, kann das sogar depressiv machen oder zu anderen psychischen Erkrankungen wie Zwangsstörungen führen. Das liegt daran, dass das Hormon im Gehirn die Informationsweiterleitung übernimmt. Ist diese gestört, weil zu wenig Botenstoffe herumsausen, funktioniert die Steuerzentrale im Kopf nicht mehr, du wirst traurig, entwickelst düstere Fantasien, unrealistische Ängste vor Einbrechern oder allgemein vor der Zukunft.

Serotonin steuert das Wohlbefinden

Aber Serotonin ist nicht nur für die gute Stimmung wichtig, es nimmt auch Einfluss auf fast alle Bereiche deines Wohlbefindens. Es spielt zum Beispiel eine wichtige Rolle bei der Appetitkontrolle, weil Serotonin das Nervensystem im Darm steuert. Das hast du sicher schon mal erlebt, wenn dir ein schlecht gelaunter Chef oder die Führerscheinprüfung sprichwörtlich auf den Magen geschlagen ist. Es sorgt auch dafür, dass du Heißhungerattacken bekommst auf nervenberuhigende Mahlzeiten.

Tatsächlich ist das gesamte Verdauungssystem von der Speiseröhre bis zum Enddarm von einem Netz aus mehr als 100 Millionen Nervenzellen umschlossen. Deswegen nennt man unseren Verdauungstrakt auch gerne unser zweites Gehirn, denn hier stecken mehr Nervenzellen als im gesamten Rückenmark. Dieses Nervengeflecht schauen wir Ärzte uns mittlerweile immer genauer an, wenn zum Beispiel ein Patient mit Reizdarm in die Sprechstunde kommt und regelmäßig unter Bauchschmerzen, Völlegefühl, Blähungen und Stuhlunregelmäßigkeiten leidet. Frauen berichten dann vor allem von Bauchschmerzen und Verstopfung, Männer mit Reizdarmsyndrom haben häufiger Durchfall. Ärzte finden für die Symptome meistens keine organische Ursache, was für Betroffene häufig sehr frustrierend ist. Dann kann es tatsächlich sein, dass ein Serotoninmangel dafür verantwortlich ist.

Hormone verbinden Bauchhirn und Kopfhirn

Man nennt dieses Nervengeflecht in unserer Körpermitte somit auch gerne Bauchhirn. Die Aufgabe dieser sehr dünnen Schicht zwischen den Verdauungsmuskeln besteht vor allem darin, unsere Verdauung und die Darmbewegungen zu steuern. Nur spielen sich hier dieselben Vorgänge ab wie im Kopfhirn (also unserem eigentlichen Gehirn), vor allem was die Areale betrifft, die für das Denken, Fühlen und Erinnern zuständig sind. Stimmungshormone wie Serotonin oder Dopamin oder Glückshormone (Endorphine) werden sowohl im Kopfhirn wie auch hier im Bauch gebildet. Über die Hormone sind beide Hirne in einem ständigen Gespräch miteinander. Tatsächlich wurde Serotonin das erste Mal in den 1930er Jahren aus der Darmschleimhaut isoliert. Damals hieß es noch Enteramin, von dem griechischen »enteron« für »Darm«. 1948 entdeckte dann eine andere Forschergruppe eine die Blutgefäße zusammenziehende Substanz, das Serotonin (von »Serum« und »Tonus« = Spannung.) Kurz darauf konnte man zeigen, dass beide Hormone identisch waren.

In der Natur ist der Botenstoff weit verbreitet. Auch Pilze, Pflanzen und sogar Amöben produzieren Serotonin. In vielen Nahrungsmitteln steckt Serotonin, zum Beispiel in Walnüssen, Bananen oder in Ananas. Allerdings kann das über die Nahrung aufgenommene Hormon nicht die sogenannte Blut-Hirn-Schranke im Kopf überwinden und macht uns somit nicht glücklicher. Nur das Serotonin, das direkt im Gehirn oder im Darm ausgeschüttet wird, kann hier wirken. Aus diesem Grund helfen serotoninhaltige Pillen auch nichts. Dass

Unser zweites Gehirn im Bauch beeinflusst unser Wohlbefinden, aber auch unser Denken.

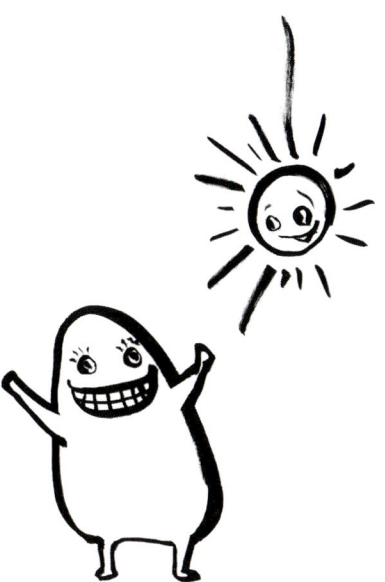

Schokolade tatsächlich glücklich macht, hat übrigens eine andere Ursache (siehe Seite 58).

Die Raphe-Kerne: Wiege des Serotonins

Unser Wohlbefinden (oder auch unsere schlechte Laune) kommt also gewissermaßen wirklich »aus dem Bauch raus« – und Serotonin spielt hierbei eine zentrale Rolle, denn es ist ganz entscheidend daran beteiligt, dass die Informationsprozesse in beiden Gehirnen richtig ablaufen. Fast der gesamte Serotoninvorrat im Körper, 99 Prozent, ist im Darm gespeichert. Doch auch wenn im Gehirn nur eine relativ geringe Menge von Serotonin produziert wird, so entfaltet es auch hier eine enorme Wirkung. Ursprungsort sind die sogenannten Raphe-Kerne, die sich im Hirnstamm befinden. Hergestellt

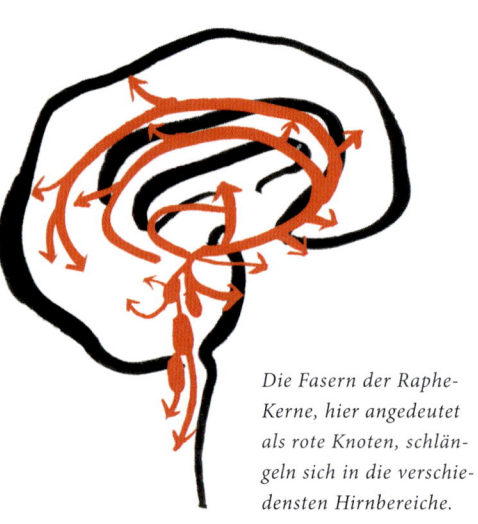

Die Fasern der Raphe-Kerne, hier angedeutet als rote Knoten, schlängeln sich in die verschiedensten Hirnbereiche.

wird das Hormon aus dem Eiweißbaustein Tryptophan, weshalb auch die Ernährung wichtig ist, um eine ausreichende Serotoninversorgung zu gewährleisten.

Als Gewebshormon wirkt Serotonin auf vielfältige körperliche Prozesse. So regelt es das Herz-Kreislauf-System mit, indem es das Zusammenziehen und Entspannen der Blutgefäße auslöst. In beiden Fällen bindet sich Serotonin an bestimmte Empfangsstellen an den Zellen, die einen sind für das Zusammenziehen zuständig – das ist wichtig für die Blutgerinnung beispielsweise nach einer Verletzung –, die anderen für das Erweitern.

Serotonin ist ein Multitalent und weit mehr als »nur« ein Glückshormon, weil es Hormon und Nervenbotenstoff in einem ist, der dazu beiträgt, dass alles rundläuft. Ohne Serotonin könntest du zum Beispiel nicht schlafen. Denn mit abnehmendem Tageslicht wird es umgewandelt in Melatonin, das dich müde werden lässt und dafür sorgt, dass du gut schläfst. Serotonin kann also ganz schön viel. Es steuert:

- deine Stimmung, aber auch, wie gut, du dich im Griff hast und ob du schnell wütend wirst,
- ob du dich gut entspannen kannst,
- deinen Schlaf-wach-Rhythmus und ob du gut schläfst,
- wie stark du negativen Stress empfindest,
- wie stark du Schmerzen empfindest,
- dein Hungergefühl, denn Serotonin wirkt auch appetithemmend,

- die Körpertemperatur,
- die Darmbewegung,
- die Muskulatur deiner Blutgefäße und die Blutgerinnung.

Welcher Wert ist normal?

Hier wieder einmal etwas für Menschen mit einer Vorliebe für Zahlen: Der Serotoninspiegel lässt sich über eine Untersuchung des Urins feststellen oder über die der Blutplättchen. Die Werte schwanken abhängig von der Tageszeit erheblich.

Für Erwachsene gelten folgende Referenzwerte:
Serotonin im Blut: < 2 µmol/l
Serotonin im Urin: < 1 µmol/d
5-HIES im Urin < 8 µg/d bzw. < 40 µmol/l

Zu viel des Guten?

Ein Überschuss an Serotonin kann sich ebenso wie ein Mangel negativ auf die Gesundheit auswirken. Kommt es – häufig infolge von Wechselwirkungen mit Medikamenten (wie Antidepressiva) – zu einem Serotoninüberschuss, spricht man vom Serotoninsyndrom. Symptome sind unter anderem:

- Unruhe,
- Angstzustände,
- Erregungszustände,
- erhöhte Muskelspannung,
- Muskelzuckungen und Zittern,
- Bluthochdruck,
- Durchfälle und Atemnot.

Um ein Serotoninsyndrom zu vermeiden, sollten Antidepressiva immer in Rücksprache mit dem behandelnden Arzt dosiert werden. Auch beim Karzinoid-Tumor (ein seltener Tumor, der aus hormonbildenden Drüsen hervorgeht) werden erheblich gesteigerte Werte gemessen. Zöliakie, eine chronische Erkrankung der Dünndarmschleimhaut, die auf einer Überempfindlichkeit gegen Gluten in Getreide beruht, erhöht ebenfalls die Serotoninwerte. Serotonin ist also in vielerlei Hinsicht beeindruckend.

... oder zu wenig?

Ein Serotoninmangel zeigt sich zum Beispiel in Symptomen wie ...

- depressiver Verstimmung,
- Angstzuständen,
- Migräne, vor den Attacken sinkt der Serotoninspiegel extrem ab,
- Übergewicht,
- Burn-out-Syndrom.

Depressionen können medikamentös behandelt werden über sogenannte Serotoninhemmer. Selektive Serotonin-Wiederaufnahmehemmer (kurz SSRI für Selective Serotonin Reuptake Inhibitor) führen dazu, dass das Serotonin, das im Gehirn zur Kommunikation zwischen den Nervenzellen ausgeschüttet wird, länger wirken kann. So kann man indirekt den Serotoninmangel ausgleichen, indem verhindert wird, dass der Botenstoff zu schnell abgebaut wird und so den Serotoninspiegel im Gehirn erhöht. Auch zur Behandlung von Angst- und Zwangsstörungen werden häufig SSRI verschrieben.

Dein Serotonin-Selbsthilfeprogramm

VERGISS SCHOKOLADE!

Das hochgeschätzte Hausmittel mit Happyness-Faktor kann einen Serotoninmangel nicht ausgleichen. Zwar ist der Botenstoff tatsächlich in der Kakaobohne enthalten, aber der kann ja nicht ins Gehirn gelangen, wenn wir ihn essen. Das gelingt nur seinem Baustoff, dem L-Tryptophan. Trotzdem schwören viele auf Schokolade als Nervennahrung. Stimmt indirekt auch. Tatsächlich steckt in Kakao Tryptophan, aber auch Koffein und Theobromin, die leicht aufputschend wirken. Trotzdem ist die Menge dieser Stoffe zu gering, um tatsächlich Wirkung zu entfalten. Was lustig macht in der Schokolade, ist ihr hoher Zuckergehalt. Denn Zucker regt über eine ganze Reihe von Zwischenschritten im Gehirn die Bildung des Belohnungshormons Dopamin (siehe Seite 93) an. Da Zucker dick und krank macht, wenn er regelmäßig und in rauen Mengen als Anti-Stress-Mittel eingesetzt wird, und außerdem deinen Insulinspiegel gehörig strapaziert (mehr zu diesem Big Player erfährst du ab Seite 72), kann ich Schokoladenkonsum als Mittel zur akuten Stressbekämpfung nur sehr eingeschränkt empfehlen.

SORGE FÜR DARM MIT CHARME

Da Serotonin die Blut-Hirn-Schranke nicht überwinden kann, bringt es überhaupt nichts, Lebensmittel oder Medikamente zu konsumieren, die diesen Botenstoff enthalten. Denn Verzehr führt nicht dazu, dass das Serotonin dort ankommt, wo es gebraucht wird. Um das Hormon selbst herzustellen, benötigen Hirn und Darm allerdings die nötigen Bausteine. Dazu gehören Aminosäuren und sogenannte Co-Faktoren wie Vitamine und Mineralstoffe. Da der Großteil des Serotonins im Darm gebildet wird, ist die Gesundheit deines Darms extrem wichtig für die Bildung von Serotonin. Deshalb ist alles, was dem Darm guttut, auch bestens für die Serotoninbildung. Iss deshalb jeden Tag ausreichend Ballaststoffe (zum Beispiel in Form von Vollkorngetreide, Kleie, Gemüse und nicht zu süßem Obst). Auch Sauermilchprodukte mit gesunden Milchsäurebakterien aus Joghurt oder Quark sind gut für deine Darmgesundheit.

GRÜNER TEE

Die wichtigste Vorstufe von Serotonin, Tryptophan, steckt in Nüssen, Fisch oder Weizen. Der Körper baut aus diesem Eiweißbaustein die Zwischenstufe 5-HTP und das Gehirn wandelt diese zu Serotonin um. L-Theanin ist eine Aminosäure, die es fast nur in grünem Tee gibt. Sie erhöht die Konzentration von Serotonin und Dopamin im Gehirn, denn sie verfügt über die einzigartige Fähigkeit, die Aktivität der Alpha-Gehirnwellen zu erhöhen. Die treten im

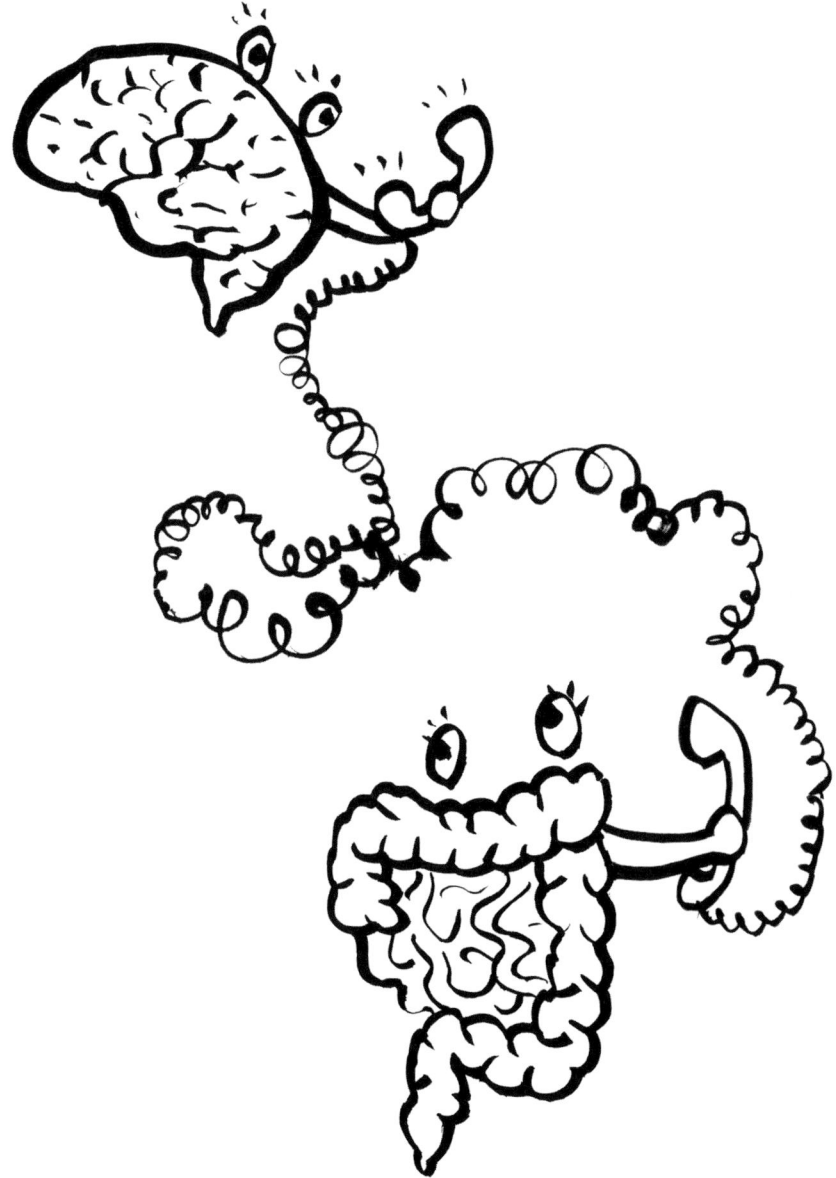

Bauchhirn und Kopfhirn – zwei, die in regem Austausch stehen. Kein Wunder: Stimmungshormone wie Serotonin werden sowohl im Kopf als auch im Bauch gebildet.

Wachzustand auf, wenn man entspannt und mühelos aufmerksam ist. Eine Studie der University of Queensland belegt den entspannenden Einfluss des L-Theanin.

OMEGA-3 FETTSÄUREN

Diese lebenswichtigen Fettsäuren stecken vor allem in fettem Seefisch wie Lachs und Makrele, aber auch in Leinsamen und Rapsöl. Die Fettsäuren sind wichtig für die Bildung neuer Gehirnzellen. Zwei ihrer Hauptbestandteile sind die Docosahexaensäure und die Eicosapentaensäure. Beide machen die Zellrezeptoren für Serotonin empfänglicher und erhöhen zugleich seine Ausschüttung.

VITAMINE, DIE AN DER BILDUNG VON SEROTONIN MITWIRKEN

Von denen brauchst du: Vitamin B6 – es kann nicht vollständig vom Körper selbst hergestellt werden, ist aber zum Glück in vielen Lebensmitteln enthalten. Gute pflanzliche Quellen sind unter anderem Avocado, Kohl, grüne Bohnen und Linsen. Gute tierische Quellen sind Geflügel, Leber und Fisch.
Vitamin D3 ist oft das wichtigste »fehlende« Vitamin für die gute Stimmung. Also: ab in die Sonne. Oder: Vitamin D aus der Apotheke (zur Sicherheit den Spiegel bestimmen lassen).

ROSENWURZ (RHODIOLA ROSEA)

Königskerze, wie sie auch heißt, wurde schon im alten Griechenland benutzt, um die körperliche und geistige Vitalität zu steigern. Tatsächlich ist die Heilpflanze ein ausgezeichneter Serotoninverstärker, der auch den Serotoninkiller Cortisol reduziert. Rosenwurz sorgt dafür, dass das Serotonin schneller ins Gehirn gelangen kann, weil es die Durchlässigkeit der Blut-Hirn-Schranke verstärkt. Rhodiola-Produkte bekommst du in der Apotheke.

RELAX!

Stress verbraucht jede Menge Serotonin. Deshalb empfehle ich Entspannungstechniken, die leicht zu lernen sind, wie PMR (progressive Muskelrelaxation), oder ganz einfach den Atem zu zählen, wenn mal wieder alles zu viel ist. Damit hältst du die Stresshormone Cortisol, Adrenalin und Noradrenalin in Schach. Was ebenfalls wunderbar hilft, wenn du unter Termindruck oder du stinksauer auf einen Kollegen bist, der dich im Meeting gerade genervt hat: Seilspringen, ohne Seil auf der Stelle hüpfen oder schnell laufen oder Boxen gegen einen imaginären Sandsack. Warum das hilft, erkläre ich ab Seite 86.

SCHNELLER, HÖHER, WEITER

Und wenn du durch Bewegung deine Serotoninreservoirs füllen möchtest, dann mach dir Beine oder schufte eine Runde im Garten. Studien haben gezeigt, dass insbesondere schweißtreibendes Ausdauertraining den Serotoninspiegel hebt. Denn durch körperliche Aktivität wird die Verfügbarkeit von Tryptophan erhöht.

DIE SCHLAF-FEE – MELATONIN

Wenn du tagsüber müde und schlapp bist, obwohl du eigentlich gar nicht so spät ins Bett gegangen bist, nicht mehr endlos Serien geguckt oder mit Freunden unterwegs warst, um trotz drohendem Montagmorgen Party zu machen, dann ist die Ursache meist ein akuter Mangel an frischer Luft. Nein, das hat nichts mit geöffneten Schlafzimmerfenstern zu tun, sondern schlicht damit, ob du tagsüber genügend draußen an der Sonne warst und ihr Licht genossen hast. Das gilt übrigens auch im Winter oder wenn es regnet, denn die Sonne scheint tatsächlich jeden Tag, auch wenn sie gelegentlich von Wolken verdeckt sein mag und man lieber drinnen im Warmen bleibt.

Nichts wie raus!

Wer darauf verzichtet, tagsüber nicht wenigstens eine halbe Stunde draußen zu sein, der kommt in eine Mangelsituation, die sich – wie immer – auch auf den Hormonhaushalt auswirkt. Und das merkst du spätestens abends, wenn du schlafen gehen willst und dich im Bett wälzt, oder eben morgens, wenn du völlig fertig vor der Kaffeemaschine stehst und dich überhaupt nicht ausgeruht fühlst.

Damit du gut ein- und auch durchschläfst, schüttet der Körper das Hormon Melatonin aus – umso mehr, je dunkler es draußen (und im Schlafzimmer) ist. Dieser Botenstoff ist das Schlüsselhormon der inneren Uhr.

Regelmäßigkeit ist wichtig

Natürlich hängen deine Wach- und Schlafzeiten in erster Linie davon ab, wie dein Alltag aussieht, wann du arbeitest oder zur Schule gehst, und von äußeren Zeitgebern wie den Lichtverhältnissen. Wenn es hell ist, sind wir normalerweise wach, außer wir arbeiten im Schichtdienst oder als DJ. Wenn es dunkel ist, kommen wir zur Ruhe. Aber auch biologische Faktoren sind daran beteiligt, wie und wann wir wach sind und wann wir schlafen müssen. Schlafhomöostase nennt man in der Fachsprache den natürlichen Prozess der Schlafregulation. Das bedeutet: Je länger wir wach sind, desto stärker nimmt das Schlafbedürfnis zu. Im Gegenzug nimmt der Schlafdruck ab, wenn wir nachts gut geschlafen haben. Als Faustregel gilt, dass man nach 16 Stunden Wachsein acht Stunden schläft, um sich in dieser Zeit zu regenerieren. Ein Erwachsener ist etwa zwei Drittel des Tages wach. Den Rest davon verpennt er schlicht. Bei einem 60-Jährigen kommen so ganze 20 Jahre zusammen.

Unsere innere Uhr: Verantwortlich für die Schlafregulation

Neben dieser Schlafhomöostase gibt es noch einen weiteren Prozess in der Schlafregulation. Unser Schlaf ist Teil der sogenannten zirkadianen Periodik unseres Körpers. Der Begriff »zirkadian« setzt sich aus zwei lateinischen Wörtern zusammen. »Circa dies« bedeutet auf Deutsch »ungefähr ein Tag«. Diese zirkadiane Periodik, die in uns wohnt, steuert Schlafen und Wachen, unsere Aktivität und die Körpertemperatur und noch viele andere Prozesse im Körper. Alle Lebensvorgänge verlaufen in Rhythmen, manchmal tausendfach pro Stunde, andere in größeren Zeitabschnitten. In Millisekunden pulsieren elektrische Signale durch unser Nervensystem, Atmung und Herzschlag folgen im Abstand von Sekunden, die Magen- und Darmmuskulatur zieht sich im Minutentakt zusammen. Wir schlafen und wachen im 24-Stunden-Rhythmus, die weiblichen Hormone schwingen im Monatswechsel, andere Körperfunktionen folgen den Jahreszeiten.

Die innere Uhr reguliert die Körperfunktionen

Darüber hinaus regelt die innere Uhr den ganzen Tag lang alle Körperfunktionen, die bestimmten tagesrhythmischen Schwankungen unterliegen, also den Blutdruck, den Pulsschlag, die Körpertemperatur und auch die Hormonausschüttung. Die innere Uhr sorgt dafür, dass das Wachstumshormon Somatropin verstärkt zu Beginn der Nacht ausgeschüttet wird, damit wir uns erholen und Reparaturprozesse im Körper stattfinden können. Morgens löst sie eine verstärkte Ausschüttung von Cortisol aus, damit wir in die Gänge kommen. Dieser Rhythmus sorgt auch dafür, dass deine Immunzellen nachmittags am meisten Antikörper herstellen, und dafür, dass nachts die Haare wachsen und sich die Haut erholt.

Schlaf, wenn du müde bist

Wir Menschen sind übrigens die einzigen Säugetiere, die sich selbst vom Schlafen abhalten (können). Hund, Katz' und Maus machen das einzig Vernünftige, wenn sie müde sind: Sie legen sich hin. Aber wir Menschen haben Angst, wir könnten etwas Wichtiges im Fernsehen verpassen, wollen das spannende Buch nicht aus der Hand legen oder genießen die Zeit nach einer langen Arbeitswoche einfach zu sehr, als dass wir uns um 21 Uhr schon ins Bett legen würden. Besonders davon betroffen sind auch Eltern, die froh sind, wenn die Kleinen endlich im Bett sind, und jetzt mal über Erwachsenendinge plaudern wollen. Das Blöde daran: So gewinnt man vielleicht ein wenig Paarzeit, verliert aber wertvolle Erholungsstunden im Schlaf. Spezialtipp: Paarzeit ins Schlafzimmer verlegen und im Bett miteinander reden (und noch mehr machen), bis einem die Augen zufallen.

Die Steuerzentrale: Der suprachiasmatische Nukleus

Aber was beeinflusst nun unsere innere Uhr? Dem Schlafforscher Charles Czeisler von der Harvard Medical School gelang nicht nur der Nachweis, dass das Licht einen starken Einfluss auf die Periodik der zirkadianen Rhythmen hat, sondern dass unsere innere Uhr in einem Tageszyklus von genau 24 Stunden und 11 Minuten tickt. Den steuert sie von einem kleinen Areal im Zwischenhirn aus. Wissenschaftlich nennt man diesen Bereich suprachiasmatischen

Nukleus (das ist ein so unfassbar genialer Name, dass ich ihn immer wieder aussprechen muss: suuuuprachiasmaaatischer ... traumhaft!) oder kurz SCN. Unter ihm kreuzen sich die Sehnerven, die für die Erfassung der Lichtverhältnisse zuständig sind. Vom SCN aus gelangt die Information über das Licht über mehrere Stationen bis zur Zirbeldrüse, die je nachdem vermehrt Melatonin ausschüttet oder weniger.

Der Melatoninspiegel schwankt im Tagesverlauf und saisonal

Auch die Netzhaut des Auges und der Darm geben geringe Mengen des Hormons ab, das eine schlaffördernde Wirkung hat. Es hält den Schlaf aufrecht und regt die Funktionen unseres körpereigenen Abwehrsystems an. Im Vergleich zum Tag kursiert im Körper nachts etwa zehnmal so viel Melatonin wie tagsüber.

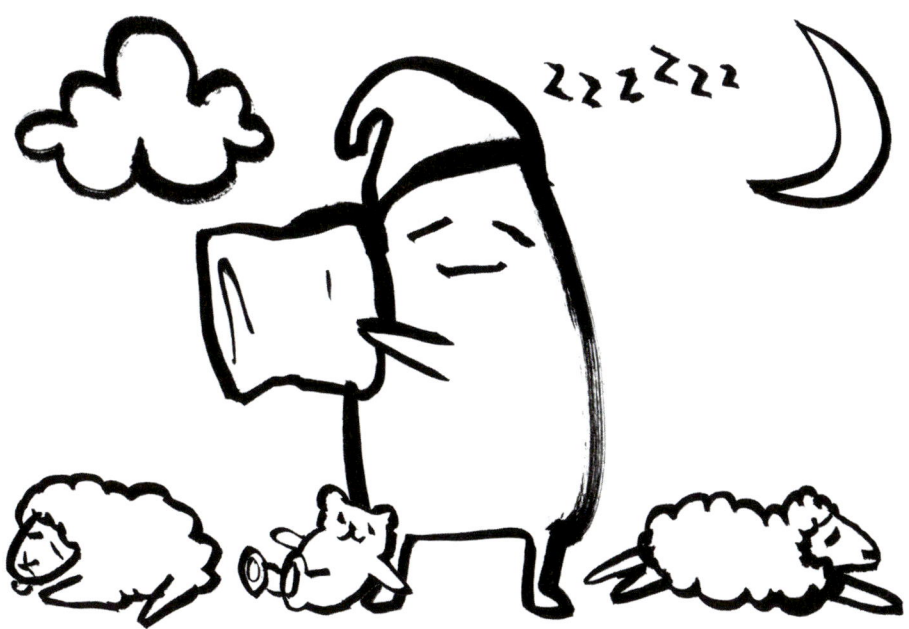

Mach das Licht aus, entspann dich und sorge für ein regelmäßiges Leben: Dann ist Melatonin dein Freund und kann als Sandmännchen einen super Job machen.

Misst man die Melatoninmenge, so kann man normalerweise einen typischen Verlauf für die Nacht feststellen: Mit Einbruch der Dunkelheit steigt die Produktion gleichmäßig an und hat ihre höchsten Werte zwischen ein und drei Uhr nachts. Danach geht die Melatoninfreisetzung wieder zurück. Im Sommer, wenn die Tage länger sind, flutet generell weniger Melatonin im Körper wie im Winter. Auch elektrisches Licht hemmt die nächtliche Melatoninproduktion: Bleibt die Nachttischlampe die ganze Zeit an, sinkt die Melatoninkonzentration im Blut um bis zu 50 Prozent.

Nach dem Aufwachen und unter dem Einfluss von Tageslicht stellt die Zirbeldrüse ihre Tätigkeit erst mal wieder ein und das Hormon wird wieder abgebaut.

Die Melatoninproduktion verändert sich

Im Lauf des Lebens verändert sich die Melatoninproduktion. Gut zwölf Wochen nach der Geburt bildet die Zirbeldrüse des Babys nachts am meisten Melatonin. So hohe Konzentrationen erreicht der Körper anschließend nie wieder, denn von diesem Zeitpunkt an sinkt die Melatoninausschüttung langsam, aber sicher. Schon gegen Ende der Pubertät setzt die Zirbeldrüse gerade mal 80 Prozent dieser Höchstmenge frei. Das ist auch der Grund, warum so viele Teenager, nachdem sie jahrelang zum Schlaftyp der Lerchen gehört haben (abends früher zu Bett, morgens richtig früh am Start), sich zu Eulen

entwickeln (nachts lang aktiv und morgens kaum aus dem Bett zu bekommen). Schlafforscher mahnen deshalb seit Jahren, dass man die Schulanfangszeiten für Kinder ab der Pubertät um eine Stunde nach hinten verlegen sollte, da dies dem pubertären Biorhythmus entgegenkommt und die Lernbereitschaft bei wachen Kindern einfach höher ist. Mit dem immer Älterwerden nimmt die Melatoninmenge mit jedem Lebensjahr langsam ab. Wie stark sie beim Erwachsenen dann tatsächlich abnimmt, ist individuell verschieden.

Ausgangsprodukt für Melatonin ist die Aminosäure Tryptophan, die du schon als Ausgangssubstanz für das Gute-Laune-Hormon Serotonin kennst. Aus dem Eiweißbaustein entstehen über mehrere Stationen im Körper hinweg erst das Hormon Serotonin und später Melatonin.

In den Medien wird Melatonin immer mal wieder gerne als Wunderdroge gehandelt. So soll das Hormon Anti-Aging-Effekte haben und den Körper und die Knochen stärken. Piloten, Vielflieger und Manager besorgen sich entsprechende Präparate gerne aus dem Internet, um nach dem Überfliegen von Zeitzonen fit wie ein Turnschuh zu sein. Ohne ärztlichen Rat sollte Melatonin aber auf keinen Fall eingenommen werden, zu schwerwiegend ist seine Wirkung auf die anderen Hormonkreisläufe. Ich warne wirklich eindrücklich vor einer unkontrollierten Einnahme von Melatonin! Die Langzeitrisiken sind noch kaum untersucht. Über Nebenwirkungen kann man nur Vermutungen anstellen. Da der Körper Melatonin von außen bekommt, stellt er möglicherweise die eigene Produktion ein, und das ist eine ganz, ganz blöde Idee. Das ist so, als würde man bei einem Schweizer Uhrwerk eine Handvoll Batterien zwischen die Zahnräder werfen ... danach geht nichts mehr. Da die Studienlage nach wie vor nicht ausreichend ist, ist in Deutschland Melatonin nicht als Arzneimittel zugelassen.

Wie viel ist normal?

Yeah, Zahlen: Der durchschnittliche Melatoninspiegel im Blut liegt:

- tagsüber bei 10 pg/ml, das entspricht 1 Milliardstel Milligramm pro Milliliter (mg/ml),
- und nachts bei 100 pg/ml, das entspricht 1 Millionstel Milligramm pro Milliliter.

Den nächtlichen Verlauf der Melatoninkonzentration kann man messen, wenn jede Stunde eine Blutprobe entnommen wird und diese auf ein bestimmtes Abbauprodukt von Melatonin (6-Hydroxy-Melatoninsulfat) untersucht wird. Alternativ und weniger ermüdend kann auch eine Speichelprobe zwischen ein und drei Uhr nachts oder eine Analyse des Morgenurins Aufschluss über den Melatoninspiegel geben.

Warum kann ein Melatoninspiegel zu niedrig sein?

Die Symptome für einen zu niedrigen Melatoninspiegel sind:

- Schlafprobleme und erhöhte Tagesmüdigkeit,
- es geht dir nicht besonders gut,
- dein Immunsystem schwächelt,
- du neigst zu Schlafstörungen,
- Einschlafprobleme und vorzeitiges Erwachen,
- auf lange Sicht kommt es zu einer erhöhten Krankheitsanfälligkeit,
- Konzentrationsschwierigkeiten,
- Gedächtnisschwäche,
- Stimmungsschwankungen.

Das kann folgende Ursachen haben:

- lange Tageslichtphasen (Sommer) oder lange Lichtphasen abends und/oder nachts durch elektrisches Licht, Fernseher oder Computer,
- Serotoninmangel,
- bestimmte Medikamente (zum Beispiel Glukokortikoide, Betablocker, Acetylsalicylsäure)
- koffeinhaltige Getränke (Kaffee, schwarzer oder grüner Tee, Energydrinks),
- Tabak, Alkohol,
- intensiver Sport am Abend,
- negativer Dauerstress.

Zu hoher Melatoninspiegel

Ein zu hoher Melatoninspiegel äußert sich ebenfalls:

- Du wirst morgens nicht so leicht wach und fühlst dich tagsüber schlapp und antriebslos.
- Außerdem kann Melatonin die Fortpflanzungsfähigkeit hemmen, indem es die Sper-

mienqualität schwächt und die Hoden schrumpfen lässt.
- Schlafstörungen und Müdigkeit.

Verursacht werden kann ein zu hoher Melatoninspiegel durch:

- lange Dunkelphasen im Herbst und Winter,
- Leberfunktionsstörungen,
- eine hoch dosierte Einnahme von Vitamin B3 oder Vitamin B6,
- die Einnahme von Tryptophan im Rahmen einer Therapie oder von bestimmten Antidepressiva (MAO-Hemmer, trizyklische Antidepressiva),
- Jetlag, da sich der Melatoninspiegel nicht so schnell anpassen kann.

Dein Melatonin-Selbsthilfeprogramm

Sieh dir das Selbsthilfeprogramm für Serotonin an und führe es am besten auch gleich durch, dann hast du schon einen kleinen Vorsprung in Sachen Melatonin. Schließlich bedingt das Vorkommen des einen das andere.

FÜLLE DEIN TAGESLICHTKONTO

Das kannst du schon morgens auf dem Weg zur Arbeit tun, indem du zu Fuß zur U- oder S-Bahn gehst oder mittags einmal um den Block zum Einkaufen läufst. Am besten gehst du natürlich mittags mal raus und nimmst deinen Lunch zur Abwechslung auf einer Parkbank ein statt in der Kantine. Je mehr Tageslicht du tankst, desto besser beugst du auch einer saisonal bedingten Depression vor.

TAGESLICHTLAMPEN

Eine Lichttherapie mit Speziallampen ist empfehlenswert bei einigen Störungen wie zum Beispiel bei stärkerem Jetlag, Störungen des Schlafwach-Rhythmus oder auch bei jahreszeitlich bedingten psychischen Problemen.
Halte dich an feste Einschlaf- und Aufstehzeiten. Das stärkt deinen Schlaf-wach-Rhythmus. Je regelmäßiger deine Tagesstruktur ist, desto besser hältst du deine innere Uhr im Takt. Arbeiten, essen, spazieren gehen oder trainieren solltest du immer in einem festen Rhythmus.

BEWEG DICH AM TAG

Bewege dich regelmäßig tagsüber, aber treibe abends keinen anstrengenden Sport mehr. Heb dir das fürs Wochenende auf. Mache lieber einen Abendspaziergang, das entspannt und gleicht ein bisschen den Alltagsstress aus.

KEIN KOFFEIN AM ABEND

Trinke nachmittags und abends keine koffeinhaltigen Getränke! Auch Alkohol und Nikotin wirken nicht einschlaffördernd. Ganz im Gegenteil, sie sorgen dafür, dass der Schlaf garantiert nicht erholsam ist. Im Zweifelsfall kannst du dir vor dem Schlafengehen einen Tee zubereiten aus Melisse, Hopfen oder Baldrian. Das sind klassische Helfer aus der Naturheilkunde.

Am besten lässt du dir in der Apotheke deine Schlaftee-Mischung frisch herstellen.

ISS ABENDS NICHT ZU VIEL

Verzichte möglichst auf schwer Verdauliches. Lass am besten die Finger weg von Gebratenem, Frittiertem, scharf Gewürztem, frischem Brot oder schwer verdaulicher Rohkost, wenn du sie nicht gut verträgst. Ideal sind fettarme vegetarische Gerichte, Fisch oder Meeresfrüchte, mageres Geflügel oder Fleisch in einer Suppe, Tofu, Gemüse, Antipasti und dazu Wasser oder Kräutertee.

ENTSPANN DICH VOR DEM SCHLAFENGEHEN

Mach den Fernseher einfach mal einen Abend lang aus, guck nicht mehr in deine Mails und auch nicht auf dein Handy, lass die Arbeit links liegen, aber nicht auf deinem Nachttisch, und fang jetzt keine Streitgespräche mehr mit dem Menschen an, mit dem du das Bett zu teilen gedenkst. Nimm lieber ein entspannendes Bad, lies einen Roman oder die Zeitung, höre Musik oder mache eine Runde entspannendes Yoga oder was dich sonst noch runterbringt.

SORGE FÜR EIN GESUNDES SCHLAFKLIMA

Dazu gehört, dass du im ruhigsten Raum des Hauses beziehungsweise der Wohnung schlafen solltest, dass das Zimmer dunkel und gut gelüftet ist und die Raumtemperatur nicht mehr als 18 °C beträgt. Sie sollte aber auch nicht darunter liegen. Gönne dir unbedingt eine gute Matratze sowie Kissen, Decke und Bettwäsche aus natürlichen Materialien. Sorge dafür, dass du hier nicht mehr fernsiehst, am Computer sitzt oder ins Handy schaust. Die Lichtreize machen dich wach.

Ein regelmäßiger und tiefer Schlaf ist eine der wichtigsten Maßnahmen, um gesund zu bleiben.

SOMMER, SONNE, VITAMIN D!

Ja, bei diesem Wunderstoff aus der Natur, der so tolle Beinamen trägt wie »Superhormon«, »Sonnenhormon« oder auch »Sonnenvitamin«, handelt es sich um ein Hormon. Dass es zuerst als Vitamin aus der Taufe gehoben wurde, hat es dem Entdecker der Vitamine A, B1 und C zu verdanken. Der US-amerikanische Chemiker Elmer Verner McCollum kam ihnen allen Anfang der Zwanzigerjahre des letzten Jahrhunderts auf die Spur, und zwar im Lebertran. Dieses Öl, das hauptsächlich aus der Leber von Schellfisch, Dorsch und Kabeljau – und nicht etwa aus dem Tran von Walfischen – gewonnen wurde, galt zu jener Zeit als Stärkungsmittel für Kinder, vor allem für feste Knochen. Das vierte Vitamin in der Reihe der Neuentdeckungen, das offenbar für den Knochenstoffwechsel essenziell war, bekam dann den Buchstaben D.

Was diese Substanz darüber hinaus draufhat, davon ahnte man jedoch damals und bis weit in die Siebzigerjahre hinein noch nichts. Ein Jahr nach seiner Entdeckung konnten die Wissenschaftler Harry Goldblatt und Katharine Marjorie Soames immerhin schon nachweisen, dass die positive Wirkung von Vitamin D auf die Knochen und insbesondere auf den Kalziumstoffwechsel mit dem Lichteinfluss durch Sonne zusammenhing.

In den letzten Jahrzehnten sind nun unzählige Studien erschienen, die zeigen, dass das Potenzial von Vitamin D für die Gesundheit schier unerschöpflich zu sein scheint. So wird es als Schlüssel sowohl zur Vorbeugung als auch zur Heilung schwer behandelbarer oder chronisch verlaufender Krankheiten gehandelt.

Wie kommt dieser Wunderstoff nun zu seiner Sonderstellung in unser aller Leben? Zum einen deshalb, weil der Körper das fettlösliche Vitamin selbst bilden kann. Zudem haben Wissenschaftler herausgefunden, dass es von seinem chemischen Aufbau her ganz schön viel Ähnlichkeit mit den Geschlechtshormonen hat. Es braucht dazu, ebenso wie Östrogen, Progesteron und Testosteron, als Ausgangsstoff Cholesterol, allerdings unbedingt in Kombination mit UV-Licht von der Sonne (ja, Cholesterol, das ja so verpönt ist: in zu hohem Maße schlecht für uns, aber eben auch ein lebenswichtiger Baustein unseres Körpers). In einem ziemlich komplizierten Prozess wird der Stoff in der Leber gebildet, der dann als 25-OH-Vitamin D3 (oder Calcidiol) die Basis für den Vitamin-D-Stoffwechsel darstellt. Dann saust diese Hormonvorstufe über die Blutbahn – wie seine anderen Kollegen auch – an bestimmte Rezeptoren an den Körperzellen, in deren Innerem dann die aktive Form entsteht. Sie heißt 1,25-OH-Vitamin (oder Calcitriol) und greift nun in den Zellstoffwechsel ein, beeinflusst aber auch die Gene im Zellkern. Das ist eine sehr wichtige Erkenntnis, denn Zellen können Gene ja nach Bedarf ein- oder auch ausschalten. Herrscht Mangel an 25-OH-Vitamin D3, dann werden bestimmte Gene einfach ausgeknipst. Das führt zu Stoffwechselstörungen, die die Organfunktionen einschränken und dazu führen können, dass man krank wird.

Leider entsteht so ein Vitamin-D3-Mangel ziemlich schnell, vor allem dann, wenn wir die ganze Woche in geschlossenen Räumen zubringen. Sonnenlicht ist die Zauberfee, die das Hormon im Körper zu dem Superstoff macht, als der er gedacht ist: zum Wächter über deine Gesundheit. Man geht davon aus, dass 60 Prozent der Bevölkerung hierzulande unter Vitamin-D3-Mangel leiden. Das hängt nicht nur damit zusammen, dass heutzutage die meisten Menschen nicht mehr im Freien arbeiten, sondern auch ihren Hobbys zu Hause auf dem Sofa nachgehen. Man spricht dann gerne von einem »nicht artgerechten« Lebensstil; die »Art« Mensch braucht nun mal Bewegung und frische Luft. Andere Ursachen für Mangelerscheinungen sind unter anderem eine unzureichende Aufnahme von Vitamin D durch den Darm, Zeiten eines erhöhten Bedarfs (Schwangerschaft, Stillzeit, Kinder), Schichtarbeit, Bettlägerigkeit oder auch die Einnahme von Antiepileptika. Mit Nahrungsmitteln einen Mangel auszugleichen, ist übrigens fast unmöglich.

Warum Vitamin D3 unverzichtbar ist

- Immunsystem: Hier schützt das Hormon vor Entzündungen, Grippeviren und Schnupfen sowie Autoimmunerkrankungen wie Morbus Crohn, Colitis ulcerosa oder Rheuma.

- Gehirn: Wenn der Winter dich trübsinnig macht, weil die Sonne zu wenig scheint, kannst du einer Winterdepression in den lichtarmen Monaten mit dem Sonnenvitamin vorbeugen. Genauso übrigens wie dem Babyblues, der manch frischgebackener Mama zu schaffen machen kann. Das Sonnenhormon spielt eine wichtige Rolle bei der Herstellung von Serotonin und Dopamin. Herrscht Mangel, schlägt sich das auch auf die Stimmung nieder, die dann richtig in den Keller rutschen kann. Außerdem schützt das Hormon vor Morbus Parkinson, multipler Sklerose und Alzheimer. Zusätzlich regt Vitamin D einen Bereich des Hypothalamus an, den Nucleus suprachiasmaticus (SCN). Der SCN hilft die Körpertemperatur sowie die Ausschüttung von Cortisol und Melatonin zu regulieren. Dadurch wird deine innere Uhr gesteuert, also wann du dich wach oder müde fühlst.

- Herz- und Kreislauf-System: Vitamin D wirkt positiv auf den Blutdruck und schützt die Gefäße. Das macht es zu einem Superprotektor gegen Schlaganfall und Herzinfarkt.
- Knochen: Klar – Vitamin D macht starke Knochen und beugt Rachitis und Osteoporose sowie Brüchen vor.
- Muskulatur: Ein hoher Vitamin-D-Spiegel stärkt insgesamt die Muskeln und ihre Spannkraft (den Tonus).
- Blutzucker: Auch auf die Insulinproduktion in der Bauchspeicheldrüse wirkt sich das Hor

mon positiv aus. Zudem wirkt es vorbeugend gegen die Entwicklung eines Diabetes.

- Tumorwachstum: Vitamin D kann vor Krebs schützen (vor allem der Brust und des Darms) und unterstützt bei bestehenden Tumoren das Selbstzerstörungsprogramm der Zellen.

Mangelware

Wenn dir das Vitamin fehlt, wirst du nicht unbedingt sofort darauf kommen. Das am deutlichsten erkennbare Symptom sind schwache Knochen. Hier befinden wir uns aber bereits am Ende der Fahnenstange, denn diese Folge eines extremen Vitaminmangels lässt sich nicht mehr beheben. Da der Körper Vitamin D für die unterschiedlichsten Vorgänge braucht, können die Symptome äußerst vielgestaltig sein:

- Haarausfall, Hautprobleme,
- Herzrhythmusstörungen,
- Konzentrationsprobleme, Müdigkeit,
- Nervosität, Gereiztheit, depressive Verstimmungen, Schlafstörungen,
- Wachstumsstörungen bei Kindern,
- Kopf-, Gelenk- und Muskelschmerzen.

Erkrankungen infolge von Vitamin-D-Mangel können sein:

- Häufige Infekte,
- Asthma,
- Demenz,
- Depression,
- Krebs,
- multiple Sklerose,
- schlechte Wundheilung,
- Rückenschmerzen.

Wie viel brauchst du?

Besteht der Verdacht auf einen Vitamin-D-Mangel, wird der Serumspiegel überprüft beziehungsweise der Marker 25-Hydroxy-

Vitamin D aktivieren

Damit dein Darm das Vitamin D aufnehmen kann, ist es immer wichtig, dass du in deinen Mahlzeiten ausreichend Fett zu dir nimmst. Dazu reichen bereits kleinste Dosen. Neuere Forschungen zeigen, dass Kaltwassergüsse nach Kneipp, aber auch eine ganz normale kalte Dusche am Morgen das Vitamin D im Körper aktivieren helfen.

Vitamin, die Speicherform des Vitamin D.
Einen Vitamin-D-Test kann jeder Hausarzt machen. Die Kosten von etwa 30 Euro übernimmt die Krankenkasse jedoch nur bei einem konkreten medizinischen Anhaltspunkt.

Inzwischen gibt es auch komfortable Test-Kits für daheim. Bei einem solchen Vitamin-D-Test pikst du dir in den Finger und schickst die Probe an das auf der Packung oder dem Beilegzettel angegebene Labor. Ein paar Tage später hast du dann das Ergebnis.

Eine optimale Versorgung mit Vitamin D ist erst im Bereich zwischen 40 und 60 ng/ml gegeben. Der durchschnittliche Spiegel in Deutschland liegt bei gerade mal 16 ng/ml.

Dein Vitamin-D-Selbsthilfeprogramm

AB NACH DRAUSSEN!

Regel Nummer eins: raus in die Sonne von April bis September. Die Mittagssonne ist besonders wirksam für die Vitamin-D-Produktion. Je nach Hauttyp – helle Haut bildet Vitamin D schneller als dunkle – reichen 10 bis 20 Minuten in T-Shirt und kurzer Hose auch schon aus, um die maximale Vitamin-D-Produktion (etwa 10 000 IE = Internationale Einheit) anzuregen. Sonnencreme solltest du erst danach auftragen. Denn die Creme schützt dich zwar gegen Hautkrebs, erhöht aber das Risiko, überhaupt an Krebs zu erkranken. Denn mit der UVB-Strahlung blockst du auch die Vitamin-D-Produkti-

on. Klar ist: Sonnenbrand unbedingt vermeiden, aber trotzdem ungeschützt die Sonne genießen.

Vergiss die Sonnenbank, denn ein Solarium sendet zur Bräunung verstärkt UVA-Licht aus, doch zur Bildung von Vitamin D brauchst du die UVB-Strahlung.

ERNÄHR DICH GUT

Wie andere fett- oder wasserlösliche Vitamine auch kannst du Vitamin D über die Nahrung aufnehmen – aber nur in sehr geringen Mengen und auch nur aus sehr wenigen Lebensmitteln, vor allem aus fettem Fisch. Wenn du von einem täglichen Bedarf von 4 000 IE (IE = Internationale Einheiten) ausgehst, müsstest du täglich 1,6 Kilogramm Lachs (16 µg /100 g) oder 100 bis 160 Eier (2,9 µg /100 g) essen! Das höchste pflanzliche Vorkommen von Vitamin D steckt in der Avocado (5 µg/100 g).

NAHRUNGSERGÄNZUNG BEI BEDARF

Eine andere Möglichkeit, besser mit Vitamin D versorgt zu sein, besteht darin, entsprechende Präparate einzunehmen. Wer seine Speicher auf diese Weise auffüllen möchte, sollte diese allerdings unbedingt in Rücksprache mit einem Arzt einnehmen. Eine Überdosierung des Vitamins durch Sonnenlicht ist nicht möglich, durch die Einnahme von Vitamin-D-Präparaten aber schon. Deshalb rate ich davon ab, sich selbstständig damit zu versorgen.

GOOD COP, BAD COP – INSULIN

Ohne dieses Eiweißhormon, also diesen Botenstoff, geht in unserem Leben gar nichts. Insulin ist sicherlich eines der Hormone, das in unserer Gesellschaft am bekanntesten ist. Das Hormon ist ein ururalter Begleiter der Lebewesen auf diesem Planeten und sorgte schon vor geschätzt 400 Millionen Jahren dafür, dass jede einzelne Zelle vom Quastenflosser bis zum Flugsaurier mit Energie versorgt wurde. Und das eben schon ziemlich lange, bevor der Mensch überhaupt auf der Bildfläche der Evolution aufgetaucht ist. Die Natur hat diesem Botenstoff eine echte Schlüsselstellung übertragen. Ohne Insulin gäbe es kein Leben auf der Erde, weil der Nährstoffwechsel ohne das Hormon gar nicht stattfinden könnte.

Warum du Zucker liebst

Wenn wir hier nun über Energie für die Zellen sprechen, geht es in erster Linie um Zucker. Den gibt es in verschiedenen Arten, je nachdem, wie er chemisch aufgebaut ist. Es geht also nicht nur um den Zucker, wie wir ihn kennen, in Form von weißen kleinen Kristallen, sondern als Bestandteil unfassbar vieler Lebensmittel. Je nach Sorte spricht man zum Beispiel von Einfach-, Zweifach- oder Mehrfachzuckern. Wissenschaftlich werden alle in einen Topf geworfen und unter dem Begriff »Kohlenhydrate« geführt. Heute hört man ja das Wort »Kohlenhydrate« fast überall, bei Diäten, in Gesundheitsmagazinen und bei Promi-Superfoods. Kohlenhydrate stecken vor allem in pflanzlichen Nahrungsquellen, die reich an Stärke (ein Mehrfachzucker) sind, wie Brot, Mehl, Kartoffeln, Obst oder Gemüse und eben in Zucker aus Zuckerrohr oder anderen Lieferanten wie Honig, Ahornsirup oder Fruchtdicksäften. Neben den Kohlenhydraten gibt es noch Fette und Proteine, beides pflanzlich oder tierisch.

Diese drei Bestandteile machen jedes Lebensmittel aus, man kann sich also von nichts anderem ernähren, in irgendeiner Weise sind immer Kohlenhydrate, Fette und Proteine dabei. Zucker mag der menschliche Körper aus verschiedenen Gründen am liebsten. Der wichtigste Grund ist, dass Zucker der am schnellsten verfügbare Brennstoff für die Körperzellen ist, noch vor Eiweiß und Fett. Deshalb wird er auch bevorzugt eingesetzt, damit dein Herz schlägt, du atmen und dich bewegen kannst. Zucker ist so gesehen lebenswichtig, denn wenn zu wenig davon im Blut kursiert, können die Körperzellen immer weniger leisten. Es kommt zu Bewusstlosigkeit und irgendwann zum Tod.

Killerqualitäten

Süß ist aber deswegen keineswegs harmlos. Manche Wissenschaftler vergleichen die negativen Auswirkungen von Zucker sogar mit denen von Alkohol und harten Drogen. Denn wenn Zucker ständig im Übermaß im Blut herumflutet (das geht ganz schnell nach ein paar Jahren, in denen wir uns mit Zucker 24/7 aus allzeit und überall verfügbarem Essen vollgestopft haben), dann leiden die Blutgefäße und gehen allmählich von innen kaputt. Es kommt häufiger zu Herzinfarkt und Schlaganfall. Außerdem wird man dick und dicker, weil Zuckerüberschüsse, die du nicht durch Bewegung oder aktive Kopfarbeit verbrauchst – unser Gehirn ist das einzige Organ, das komplett auf Zucker angewiesen ist –, sofort in Fettreserven umgewandelt werden. Vom Gummibärchen in der Hand zu den ungeliebten Rettungsringen an der Hüfte ist es also nur ein kurzer Weg.

Dieses Sparen im Rahmen von Fettpölsterchen für magere Zeiten ist grundsätzlich eine gute Sache, denn früher, als der Mensch wie andere Säugetiere auch noch vom Jagen und Sammeln lebte und es eben noch nicht ständig was zum Futtern gab, brauchte er diese Reserven, um zu überleben.

Heute macht uns das Zusammenspiel aus zu reichlich verfügbarer Nahrung, zu wenig Bewegung und unserer Fähigkeit, Fett ohne Ende speichern zu können, auf lange Sicht krank. Denn Fett – insbesondere das im Bauchraum – arbeitet wie eine unabhängige Hormonfabrik, allerdings eher mit dem Gefahrenpotenzial eines in die Jahre gekommenen Atomkraftwerks, das an dieser Stelle wirklich niemand haben will. Bei ständiger hoher Zuckerzufuhr und Übergewicht entgleist das lebenswichtige Gleichgewicht, das von den Hormonen Insulin und seinem Gegenspieler Glukagon ständig sorgfältig austariert wird.

Eigentlich können wir gut miteinander

Sowohl Insulin als auch Glukagon werden in der Bauchspeicheldrüse (dieses Organ heißt in der Medizin Pankreas) hergestellt, die ansonsten Verdauungssäfte produziert. Über das gesamte Pankreas verteilt liegen die sogenannten Langerhans'schen Inseln, in denen die Schlüsselhormone entstehen. Insulin wird in den Beta-Zellen gebildet, sein Gegenspieler und Antreiber Glukagon in den Alpha-Zellen.

Glukagon sorgt für eine ständige Versorgung mit Blutzucker aus den körpereigenen Speichern und passt den Blutzuckerspiegel zum Beispiel nach einer Mahlzeit oder einem energiereichen Getränk entsprechend an. Danach wird die dazu passende Menge Insulin ausgeschüttet. Das Hormon flitzt an die Schlösser an den Muskel- oder Leberzellen, öffnet diese und löst eine Signalkette aus: Es veranlasst im Inneren der Zelle die Aussendung von Transportern, die durch den jetzt offenen Schacht Zucker, Eiweißbausteine (Aminosäuren) und Fettsäuren aufnehmen. Von dort aus werden sie in die Zellkraftwerke (Mitochondrien) gebracht und hier zur Energiegewinnung (zum Beispiel für geistige und körperliche Tätigkeiten) verbrannt oder als Bausteine für neue Zellstrukturen verwertet. Insulin ist also wichtig für den Aufbau von Körpereiweiß wie zum Beispiel den Aufbau der Muskulatur.

Solange es seiner Arbeit nachgeht, blockiert es den Fettabbau. Das heißt, der Abbau von ungeliebtem Speicherfett kann erst stattfinden, wenn das Insulin seinen Job erledigt hat. Dazu brauchen wir Essenspausen.

Denn über den Tag verteilt steigt mit jeder Mahlzeit, die zu dir nimmst (und mit jedem kalorienhaltigen Getränk, also jeder Saftschorle, jedem Fruchtsmoothie und jedem Kaffee mit einem Löffelchen Zucker) der Blutzucker und infolgedessen auch der Spiegel vom Schlüsselhormon Insulin. Ist der Blutzucker hoch, fühlst du dich satt. Sackt er ab, weil das Insulin seinen Job in der Blutbahn gut erledigt, bekommst du Hunger.

Damit dein Blutzucker über mehrere Stunden hinweg konstant bleibt, musst du allerdings nicht ständig etwas zu dir nehmen. Dafür sorgt ebenfalls Glukagon. Denn es löst gespeicherte Zuckerreserven aus den Speichern in der Leber und hält so den Blutzuckerspiegel eine ganze Weile konstant. Das ist wichtig, um die Grundversorgung der Organe, insbesondere des Gehirns, zu gewährleisten. Nachts zum Beispiel, wenn wir schlafen, setzt die Leber genug Glukose frei, um eine Unterzuckerung zu vermeiden. Die Bauchspeicheldrüse flankiert das Ganze, indem sie bei gesunden Menschen auch ständig geringe Mengen an Insulin ausschüttet.

Zu viel Insulin ist böse

Das liegt daran, dass der Botenstoff nicht nur eine Schlüsselrolle in unserem Stoffwechsel spielt, sondern auch bei der Entstehung von Diabetes. Die »Zuckerkrankheit« entsteht infolge einer Überzuckerung (Hyperglykämie) und einer Insulinresistenz.

Bis es allerdings so weit ist, dauert es oft Jahre. Ursache ist in den meisten Fällen Übergewicht durch eine zu zuckerbetonte Ernährung. Vor allem dicke Kinder sind die Kandidaten für eine Diabeteserkrankung, obwohl man dem gut vorbeugen könnte durch eine veränderte Ernährungsweise (und vor allem eine Reduktion von gesüßten Getränken).

Zunächst kommt es dabei zu dauerhaft erhöhten Insulinspiegeln, um die anflutenden Nährstoffe in die Zellen zu quetschen. So sackt der Zuckerspiegel in den Keller und es kommt zu Heißhunger. Dieser Teufelskreis schaukelt sich auf und irgendwann machen die Zellen dann dicht, um sich zu schützen. Der Schlüssel Insulin passt einfach nicht mehr in die Schlösser. Zucker und Fett wandern in die Fettzellen anstatt in die Muskeln. Bei einem Nährstoffüberangebot auf der einen Seite herrscht Energiearmut in den Zellen, weil diese nicht mehr ausreichend versorgt werden. Langsam beginnt die Leber zu verfetten und schließlich auch die Muskeln, was blöd ist, da wir die zur Fettverbrennung brauchen.

Die willst du nicht haben

Und obwohl die Nüchternblutzuckerwerte immer noch normal erscheinen, sind die ersten Symptome einer erhöhten Insulinausschüttung oft schon lange im Vorfeld sichtbar, zum Beispiel anhand von:

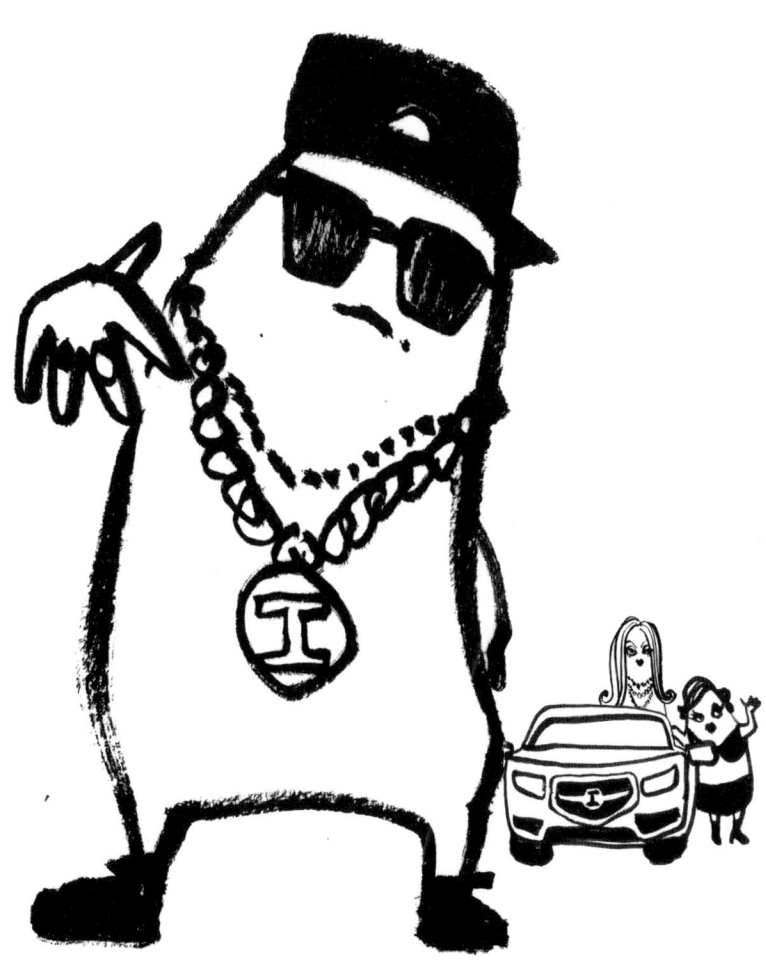

Insulin macht an den Zellen alles klar, wenn es darum geht, wer reindarf und bei der Party in der Zelle mitfeiern darf – und wann geschlossene Gesellschaft ist. Dann sperrt er den Laden zu und wirft den Schlüssel weg.

- bauchbetontem Übergewicht,
- hohem Blutdruck,
- erhöhten Harnsäurewerten,
- Leberverfettung mit leicht erhöhten Leber-
  werten, erhöhten Blutfettwerten (von den
  »bösen« Triglyzeriden haben die meisten
  schon mal gehört), erniedrigtem »gutem«
  Cholesterin (HDL) und zu hohem »schlechtem« LDL-Cholsterin.

Allein diese vier Risikofaktoren haben es zum
unrühmlichen Beinamen »tödliches Quartett«
gebracht oder dem sogenannten metabolischen
Syndrom (Metabolismus = Stoffwechsel). Zeit-
gleich steigt der sogenannte HbA1c und das
Nüchtern-Insulin an.
Außerdem kommt es zu einem gestörten Hun-
ger- und Sättigungsgefühl. Denn gleichzeitig
mit einer Insulinresistenz an den Zellen hat sich
auch eine gegen das Sättigungshormon Leptin
gebildet. Deshalb tun sich dickere Menschen

unglaublich schwer, Disziplin beim Essen auf-
zubringen, da das Leptin im Gehirn einfach
nicht mehr wirkt. Durch die ständig überhöhten Zuckerwerte im Blut werden außerdem viele Körperstrukturen geschädigt. Das sieht man
an der Haut, man fühlt sich müde, ist schnell
erschöpft und fängt sich häufiger Infekte ein,
weil auch das Immunsystem nicht mehr rundläuft. Ein Typ-2-Diabetes wird erst diagnosti-
ziert, wenn die Zuckerwerte im Blut bereits
dauerhaft zu hoch sind. Diabetes ist somit auch
keine Insulinmangelerkrankung, als die es lange
Jahre in Medizinerkreisen behandelt wurde,
sondern eine Folge eines Insulinüberschusses.
Oder anders gesehen: Es besteht ein Mangel an
Reaktion auf das Insulin – der Körper hört seine eigenen Signale nicht mehr.
Ein ganz anderer Fall ist der Typ-1-Diabetes. Er
ist nicht ernährungsbedingt, sondern Folge einer Autoimmunreaktion. Dabei richtet sich das
Immunsystem aufgrund einer Entzündung oder

Was ist normal?

- Und wieder Zahlen: Der wichtigste Wert, um einen Diabetes festzustellen, ist der
  Nüchternblutzucker. Dies bedeutet, dass man vor der Messung zehn bis zwölf
  Stunden nichts gegessen haben sollte. Bei Erwachsenen gilt:
- Vollblut: 55 bis 90 mg/dl bzw. 3,1 bis 5,0 mmol/l,
- Plasma: 70 bis 100 mg/dl bzw. 3,8 bis 5,6 mmol/l.

eines anderen Störfalls gegen die eigenen Organe. In diesem Fall gegen die Bauchspeicheldrüse. Als Folge kann diese nur noch wenig oder kein Insulin mehr herstellen und man muss sich mit Spritze oder Insulinpumpe mit dem Hormon versorgen.

Dein Insulin-Selbsthilfeprogramm

Hier zeige ich dir, was du tun kannst, damit es gar nicht so weit kommt, oder wie du Beschwerden auch wieder lindern kannst. Klar, dass dabei der Lifestyle eine erhebliche Rolle spielt.

BEWEGUNG – DAS BESTE MITTEL

Nicht nur für Diabetiker ist Bewegung das Heilmittel par excellence. Bewegung macht die Muskeln wieder empfindlich für Insulin. Dazu musst du kein Leistungssportler werden, sondern einfach nur regelmäßig aktiv sein. Bei vielen klappt es, wenn sie einfach die Bewegung im Alltag steigern. Gehen kann schließlich jeder. Wissenschaftliche Studien bestätigen die positiven Wirkungen, wenn man tagtäglich geht und läuft, so weit die Füße tragen. Der Blutdruck sinkt, die Fitness verbessert sich, du nimmst ab oder kannst dein Gewicht stabil halten. Wer jeden Tag 10 000 Schritte schafft (das geht allerdings fast nur durch eine zusätzliche Walkingeinheit oder längere Spaziergänge), verbrennt zwischen 2 000 und 3 500 Kalorien mehr pro Woche. Ein Schrittzähler ist optimal, um mitzuzählen. Allerdings muss man dazusagen, dass die 10 000 Schritte keine wissenschaftliche

Grundlage haben. Der erste Schrittzähler kam 1964 in Japan auf den Markt, als dort die Olympischen Spiele stattfanden. Offenbar klang die Zahl marketingtechnisch besser als 590 oder 1 000 Schritte – allerdings mit einem grundsätzlich positiven Gedanken dahinter. Seitdem ist diese Zahl wie eingebrannt in unser schlechtes Gewissen, nicht genug am Tag gelaufen zu sein. Ernährungsforscher betonen ganz einfach, dass es wichtig ist, sich regelmäßig zu bewegen. Ob man sich dabei von 0 auf 500 oder von 1 000 auf 5 000 Schritte steigert, ist letztlich egal.

SPASS MIT FREUNDEN

Am besten klappt es mit dem regelmäßigen Sportprogramm, wenn man in einer Gruppe etwas unternimmt. Das bringt mehr Spaß und dadurch eine höhere Motivation, die gemeinsme Aktivität hat einen höheren Unterhaltungsfaktor und man sagt Termine auch nicht so schnell ab – Gemeinschaft ist Trick 17 zur Überwindung des inneren Schweinehunds. Wenn das nichts für dich ist, leihe dir zur Not einfach mal einen Hund zum Spazierengehen.

Such dir eine Sportart aus, die richtig Spaß macht. Dann ist es auch einfach, am Ball zu bleiben. Wenn du also keine Lust auf Walken, Radeln, Schwimmen oder Yoga hast, dann informiere dich beim örtlichen Sportverein, bei der Volkshochschule oder deiner Krankenkasse über alternative Angebote. Die gibt es fast überall. Ob Zumba, Aikido, Stehpaddeln oder Qigong: Erlaubt ist, was Spaß macht.

REGELMÄSSIG ESSEN

Hunger zeigt dir ganz klar, wann dein Körper Nahrung braucht. Diätveteranen und Übergewichtige haben jedoch oft verlernt, auf die natürlichen Signale und Bedürfnisse des Körpers zu hören. Wenn du dreimal täglich isst und dazwischen aufs Snacken verzichtest, bist du immer gut gesättigt und dein Körper gewöhnt sich wieder an einen regelmäßigen Essrhythmus. Das natürliche Empfinden für Hunger und Sättigung gerät durch ständige Zwischenmahlzeiten (auch kalorienhaltige Getränke!) ganz schnell aus dem Ruder. Ist das erst einmal passiert, ist es umso schwieriger, zu einem gesunden Essverhalten zurückzufinden.

GENUG EIWEISS ESSEN

Sorge dafür, dass immer genug Eiweiß auf dem Teller ist. Eiweiß macht satt und liefert wertvolle Baustoffe für deine Zellen, insbesondere für die Muskulatur. Ein Erwachsener sollte täglich zwischen 55 und 85 Gramm Eiweiß verzehren (das ist ungefähr 1 Gramm Eiweiß pro Kilogramm Körpergewicht). Es stecken zum Beispiel in je 100 Gramm Hülsenfrüchten (Linsen, Bohnen oder Erbsen) 22 Gramm, in Milchprodukten oder Eiern je 10 Gramm, in Fleisch, Geflügel und Fisch 20 Gramm Eiweiß. Die beste Eiweißquelle ist übrigens Magerquark.

BALLASTSTOFFE NICHT VERGESSEN!

Als Begleiter für deine Eiweißmahlzeit wählst du am besten große Portionen Gemüse und Salat. Diese Beilagen enthalten viele Ballaststoffe, für die der Darm äußerst dankbar ist. Ballaststoffe stecken auch in Vollkornprodukten, Kartoffeln oder Reis. Sie sorgen für unser Immunsystem und regen die Darmtätigkeit an. Außerdem helfen sie dabei, den Cholesterinspiegel zu regulieren und die Insulinüberproduktion zu reduzieren. Besonders empfehlenswert sind Kleie aus Hafer oder Weizen. Zwei bis drei Teelöffel pro Tag senken nachgewiesenermaßen den Cholesterinspiegel.

ESSENSPAUSE

Der Rhythmus zwischen Essen und Fasten tut deinem Stoffwechsel und deinem Insulinspiegel gut, denn dein Körper ist nicht auf ständiges Snacken programmiert. Studien zeigen, dass Intervallfastenpausen ab fünf Stunden aufwärts dem Körper guttun, weil sie den Blutzucker- und Insulinspiegel normalisieren und vor allem ein gesundes Hunger- und Sättigungsgefühl entstehen lassen. Keine Sorge: Da du dreimal isst, wirst du nicht aus Hunger das Doppelte zu dir nehmen.

CHROM UND ZINK

Das Spurenelement Chrom senkt nachweislich den Blutzucker und damit auch die Insulinausschüttung. Chrom kannst du über Vollkornbrot, Linsen oder Hühnerfleisch aufnehmen. Zink wirkt positiv auf die Insulinproduktion und findet sich reichlich in Austern, Edamer, Weizenkleie und Sonnenblumenkernen.

DER ULTIMATIVE KICK – ADRENALIN

Unter den Stresshormonen ist es das bekannteste, vielleicht auch deshalb, weil mit diesem Botenstoff nur Positives assoziiert wird, sprich: der ultimative Kick, Power und Woohoo-Gefühle. Adrenalin ist die Lieblingsdroge von Menschen, die auf meterhohen Wellen surfen, die sich in einem Boot durch Stromschnellen peitschen lassen, eben mal ungesichert an einem Hochhaus hochkraxeln oder sich auf Skiern einen Steilhang hinunterstürzen. Es ist auch das Hormon der Zocker und Gamer und – leider auch – das Benzin der Angst. Denn eine einzige falsche Bewegung oder falsches Timing, und die ganze Aktion kann tödlich enden.

Das Hormon für den Ausnahmezustand

Jede Extremsituation – also jede Gefahren- oder Stresssituation, jede Belastungsgrenze, die wir kurzzeitig überspringen – versetzt deinen Körper im Nullkommanichts in einen Ausnahmezustand: Das Blut pumpt durch deine Adern, dein Herz rast, du bist voll konzentriert. Das hast du dem Kurzzeithormon Adrenalin zu verdanken, es mobilisiert all deine Kräfte. Dein Körper weiß durch das Alarmhormon, dass er jetzt alles geben muss. Damit diese Erkenntnis durch jede Faser deines Körpers sickert, rattert in deinem Körper eine rasend schnelle Kette von Reaktionen ab. Im Gehirn startet das Signal »Alarm!«, jetzt beginnen die Nebennieren

Adrenalin auszuschütten. Dein Blutdruck steigt, dein Puls und dein Atem gehen schneller. Damit das leichter geht, weiten sich deine Bronchien. So bekommt wiederum dein Gehirn ausreichend Sauerstoff, um jetzt top zu funktionieren. Auf Zellebene schießt dein Blutzuckerspiegel nach oben und der Fettabbau wird angeschaltet. Gleichzeitig hast du keine Schmerzen mehr, keinen Hunger oder Durst, dein Verdauungssystem ist ruhiggestellt. Kalter Schweiß bricht aus, um den Körper herunterzukühlen, du hast keine Lust mehr auf Sex. Nichts passiert im Körper, was dich im Moment ablenken könnte.

Noradrenalin ist der Steuermann

Das alles wird gesteuert vom Neurotransmitter Noradrenalin, dem Best Buddy des Adrenalin, wenn man so will. Er wird im Gehirn freigesetzt, genauer gesagt im »Locus caeruleus« (zu Deutsch: himmelblauer Ort; tatsächlich erscheinen die Nervenzellen hier blau, und er setzt das sympathische Nervensystem in Gang, das für diese Reaktionen zuständig ist).

Alle Energien in deinem Körper stehen jetzt parat, um der Gefahr zu trotzen und auf den Punkt zu liefern. Dein Geist ist hellwach, du bist bereit, sofort zu reagieren, dein Bewegungsvermögen ist auf dem Höhepunkt. Das Blut aus nicht benötigten Körperbereichen wird jetzt für die aktive Muskulatur bereitgestellt. Es kann losgehen! Du bist bereit, alles zu geben. Es ist ein sehr kurzer Moment, in dem das Adrenalin uns zum Superhelden macht. Denn kaum kursiert der Botenstoff im Körper, wird er auch schon wieder abgebaut. Wenige Minuten nach dem großen Kick strömt nur noch etwa die Hälfte der Ausgangskonzentration durch unsere Adern.

Außer in all den Fällen, in denen die Gefahren- oder Stresssituation andauert, dann spricht man von langfristigem oder Dauerstress. Dann wird weiter Noradrenalin freigesetzt und es kommt ein drittes Hormon ins Spiel: Cortisol, von dem du später noch mehr erfahren wirst.

Wenn es also um ein besseres Stressmanagement und mehr Ruhe und Entspannung geht, ist nicht Adrenalin der Adressat. Denn dieser Botenstoff ist erstens immer ein Schnellschuss und hat zweitens für dein Lebensgefühl unschlagbare Vorteile zu bieten.

Was Adrenalin so alles kann

Adrenalin wird bei kurzfristigen und oft positiven Stresssituationen ausgeschüttet, die du als Herausforderung begreifst. Es macht dich leistungsfähig, wach und aktiv. Eine Studie an der Universität in Marburg konnte zeigen, dass Studenten, die durch Adrenalin aktiviert waren, wesentlich besser und schneller Fakten auswendig lernen konnten.

Es macht ein positives Gefühl, weil nach dem Meistern der herausfordernden Situation die Hormone Dopamin und Endorphin ausgeschüttet werden. Das sind Belohnungshormone, die glücklich machen. Beide Neurotransmitter bringen dich nach einer extremen Anstrengung wieder ins Gleichgewicht. Dopamin ist dabei auch der Botenstoff, der süchtig nach mehr ma-

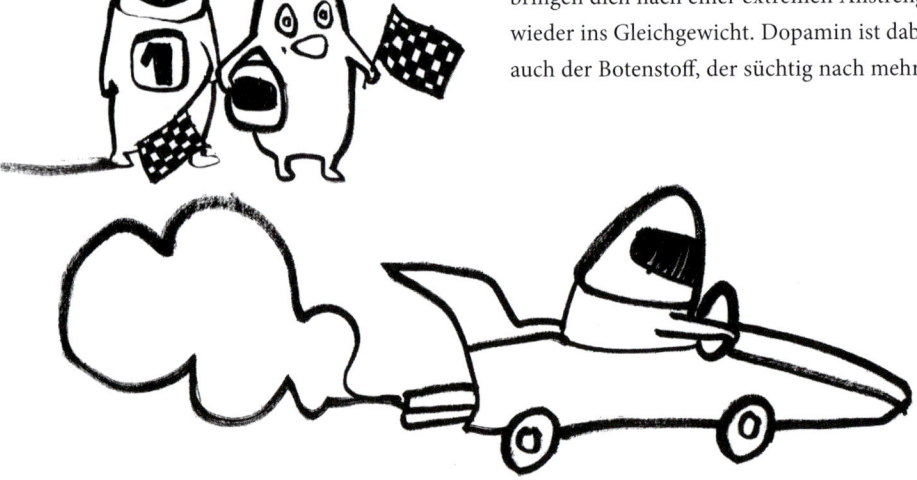

Auf der Strecke mal kurz Vollgas geben und dann alles zurück auf normal? Hier ist Adrenalin gefragt!

chen kann und Freunde von großen Herausforderungen unbemerkt zu regelrechten Adrenalinjunkies werden lässt.

In der Notfallmedizin macht man sich die Wirkung von Adrenalin schon lange zunutze. Häufig wird Adrenalin nach einem Kreislaufschock oder bei einer Herz-Lungen-Wiederbelebung eingesetzt. Während der Reanimation kann Adrenalin lebensrettend wirken.

Problematisch wird Adrenalin erst, wenn sich die Gefahren- und Angstsituation nicht abbaut und der Körper nicht zu seinem normalen Gleichgewicht zurückfindet.

Bleibt der Zustand der Aufregung erhalten, so kann eine Situation, die früher überhaupt nicht beängstigend war, zu einer heftigen Angst- oder Panikreaktion führen. Körperlich zeigt sich das in erhöhtem Blutdruck, zu schnellem Puls, verkrampften Muskeln, erhöhter Magensäurebildung und unzureichend durchbluteten Verdauungs- und Fortpflanzungsorganen. Auf Dauer zerstört dieser Zustand das körperliche Gleichgewicht und kann zu verschiedenen Krankheiten führen. Jede Angsterkrankung sollte deshalb ernst genommen werden und gehört in die Hände eines fachkundigen Arztes.

Das Adrenalin-Selbsthilfeprogramm

LERNE, STOPP ZU SAGEN!

Solange du dich im Adrenalinrausch befindest, merkst du einfach nicht, dass du auch mal Pause machen musst. Extreme Stresssituationen können manchmal sogar zu einem Verlust der Erinnerung führen, zu einer sogenannten psychogenen Amnesie. Außerdem erhöht sich bei anhaltendem Stress dauerhaft der Cortisolspiegel, und das macht dick und krank.

MACH KEIN THEATER!

Wenn du gerne mehr Dramen in deinem Leben auslöst als unbedingt nötig, hilft es dir vielleicht, dir die folgenden Fragen zu beantworten:

• Beobachte dein Verhalten bei Stress. Ist er vor allem hausgemacht und von dir selbst verursacht? Falls ja, hast du es selbst in der Hand, an dieser Schraube zu drehen.
• Überlege dir, wie du dein Leben spannend hältst, ohne dich zu sehr unter Druck zu setzen. Kannst du etwas Luft aus manchen Angelegenheiten lassen?
• Frag dich, warum du den Stress und das damit verbundene Adrenalin brauchst. Suche dir nötigenfalls fachliche Hilfe.

TIEF DURCHATMEN!

Mit Atemübungen kannst du auf natürliche Weise Anspannungen abbauen. So verteilst du Sauerstoff im Körper, normalisierst den Puls und lockerst angespannte Muskeln. Die einfachste aller Übungen besteht darin, den Atem zu zählen: Einfach mit jedem Einatmen EINS, mit dem Ausatmen ZWEI und so weiter ... Simpel, aber erstaunlich in der Wirkung.

MACH KEINEN STRESS – CORTISOL

Eigentlich ist er ein Erbstück aus uralten Zeiten, das Mensch und Tier das Überleben in einer feindlichen Umwelt ermöglicht hat. Heute ist er zum unerwünschten Dauerbegleiter des modernen Menschen geworden. Man sagt ihm nach, dass er das Immunsystem schwächt und einer der Topkrankmacher ist. Bei der Weltgesundheitsorganisation teilt er sich diesen schlechten Ruf derzeit mit Zucker. Die Rede ist vom Stress (aus dem Englischen: Anspannung, Belastung; dass wir das noch erleben dürfen nach so viel Griechisch und Latein!).

Dabei ist Stress, zumindest aus medizinischer Sicht, erst mal »nur« eine körperliche Reaktion, die den Körper im Nullkommanichts auf Touren bringen soll. Das Ganze mithilfe der lebenswichtigen Stresshormone Adrenalin, Noradrenalin und Cortisol. Sie sorgen dafür, dass man auf Betriebstemperatur und in die Gänge kommt. Und wenn es mal eng wird, helfen sie dir blitzschnell, dich zu fokussieren und im besten Fall eine glückliche Lösung für ein Problem zu finden. Aus evolutionsbiologischer Sicht ist das ein überaus sinnvoller Mechanismus. Stand einer unserer Ururahnen in der Steinzeit Auge in Auge einem Säbelzahntiger oder einem Monsterkrokodil gegenüber, war eine passende Reaktion gefragt, um aus dieser Situation wieder heil herauszukommen. Als natürlicher Schrittmacher hat der Körper dann in der sogenannten Alarmphase in einer bedrohlich empfundenen Situation die Stresshormone ausgeschüttet, von denen jedes bestimmte Sonderfunktionen erfüllt. Das hat blitzschnell zur Folge, dass der Blutdruck steigt, das Herz schneller schlägt und sich die Muskeln anspannen. Gleichzeitig werden in Sekunden Energiereserven wie Glukose und Fettsäuren in die Blutbahn geschwemmt. So wird aus dir in kurzer Zeit eine Hochleistungs- und Überlebensmaschine, die sich entscheiden kann zwischen Kampf oder Flucht (englisch: »fight or flight«). In der Situation mit dem Säbelzahntiger heißt das: Wahl der Waffen oder schnell auf den nächsten Baum. Ohne dieses biologische Programm gäbe es uns und andere Säugetierkollegen auf diesem Planeten längst nicht mehr.

Stress ist nicht gleich Stress

Heute bringt man Stress vor allem mit Negativem in Verbindung: Man klagt über Stress im Beruf, Zeitnot und Hetze oder über Stress in der Beziehung oder mit den Kindern, die nie Hausaufgaben machen oder schlafen gehen wollen. Auch Stress, den man ausblendet, gilt als besonders riskant. Das ist oft auch der Fall, wenn es in der Beziehung – privat oder beruflich – knirscht und man, anstatt sich damit auseinanderzusetzen, Bluthochdruck entwickelt. Trotzdem ist Stress nicht immer schlecht. Psychologen unterscheiden zwischen Disstress, dem schlechten Stress, und Eustress, der auch gute Seiten hat. Er tritt zum Beispiel auf, wenn du dich einer Aufgabe gegenübersiehst, die du zwar als Herausforderung empfindest, die dich aber zufrieden macht, wenn du sie meisterst. Sobald du aber überfordert bist und das Gefühl hast, die Arbeit ist dein Knast oder dein Privatleben deine Privathölle, dann tritt negativer Disstress auf.

Dennoch ist Stress immer ein sehr individuelles Phänomen. Denn jeder empfindet das, was ihn stresst, subjektiv völlig unterschiedlich. Sieh dir mal die Situation an, wenn du dich heute auf einer vierspurigen Stadtautobahn in den Verkehr einfädelst oder wenn dir beim Spaziergang im Park ein Kampfhund mit einem wenig vertrauenerweckenden Herrchen begegnet. Wie du den Stress dann erlebst, ist völlig subjektiv. Bist du eher in öffentlichen Verkehrsmitteln zu Hause, dann bringt dich das Autofahren an den Rand des Wahnsinns, du bekommst Schweißausbrüche und dein Herz rast. Fährst du dagegen oft und gerne, singst du parallel zum Einfädeln noch deinen Lieblingssong mit, der gerade im Radio kommt. Und was den bösen Hund angeht: Wenn er dir Angst macht, siehe oben, dann wirst du versuchen, unsichtbar zu werden oder dich hinter dem nächsten Baum zu verstecken. Bist du selbst Hundefreund, kommst du mit dem Herrchen schnell in ein freundschaftliches Gespräch über Futter und Hundeschulen. Doch zurück auf Anfang: Normalerweise erfolgt die Ausschüttung von Stresshormonen wie die anderer Botenstoffe auch in einem bestimmten Rhythmus. Die Cortisolausschüttung beispielsweise erreicht zwischen sechs und acht

Uhr morgens ihren Höhepunkt, fällt im Lauf des Vormittags ab und landet am späten Abend auf dem Tiefststand. Gegen zwei Uhr nachts erfolgt der langsame Anstieg der Stresshormone und erreicht gegen sechs Uhr wieder den Höchststand, damit du gut für den Tagesstress gewappnet bist (deswegen morgens zum Zahnarzt gehen!). Für die Anstrengung, aufzustehen und wieder in den Startlöchern für einen neuen Tag zu stehen, stellt Cortisol mehr Glukose im Blut bereit.

Cortisol wird gebildet in der Nebennierenrinde auf Befehl des in der Hypophyse hergestellten adrenocorticotropen Hormons (ACTH). Der Arzt kann es im Blutserum, im Urin oder auch im Speichel messen. Das Hormon ist zu verschiedenen Tageszeiten in unterschiedlichen Konzentrationen im Blut vorhanden.

Das alles kann Cortisol:

- den Blutzuckerspiegel erhöhen, damit ausreichend Energie zur Verfügung steht,
- die Knochenbildung, das Fettgewebe und den Eiweißstoffwechsel beeinflussen,
- die Harnausscheidung verzögern,
- Entzündungen hemmen.

Welcher Wert ist normal?

Die Cortisolwerte schwanken im Tagesverlauf:

- acht Uhr morgens bei 4 bis 22 μg/dl,
- zwölf Uhr bei 4 bis 20 μg/dl,
- um 22 Uhr bei 0 bis 5 μg/dl.

Was passiert bei zu viel Cortisol im Blut?

Bei negativem Dauerstress signalisiert dein Gehirn eine konstante Freisetzung von Glutamat, wodurch von Adrenalin auf Cortisol gewechselt wird. Dieser Prozess läuft schon nach circa zehn Minuten an. So soll dafür gesorgt werden, dass du auch über einen längeren Zeitraum hinweg leistungsfähig bleibst. Da du unter Stress mehr Energie benötigst, die dann deinem Gehirn zur Verfügung gestellt werden kann, wird an anderen Stellen eingespart.

Aber auch bei Unterzucker und während einer Schwangerschaft ist der Cortisolspiegel durch ein vom überforderten Gehirn überproduziertes adrenocorticotropes Hormon chronisch erhöht. Außerdem können Alkoholmissbrauch, Depressionen, starkes Übergewicht (Adipositas), aber auch bestimmte Lungentumore den Cortisolspiegel erhöhen.

Das hat mehrere Haken: Die US-amerikanische Neurobiologin Amy Arnsten fand heraus, dass unser Stirnhirn in diesen Fällen die Fähigkeit einbüßt, zwischen wichtigen und unwichtigen

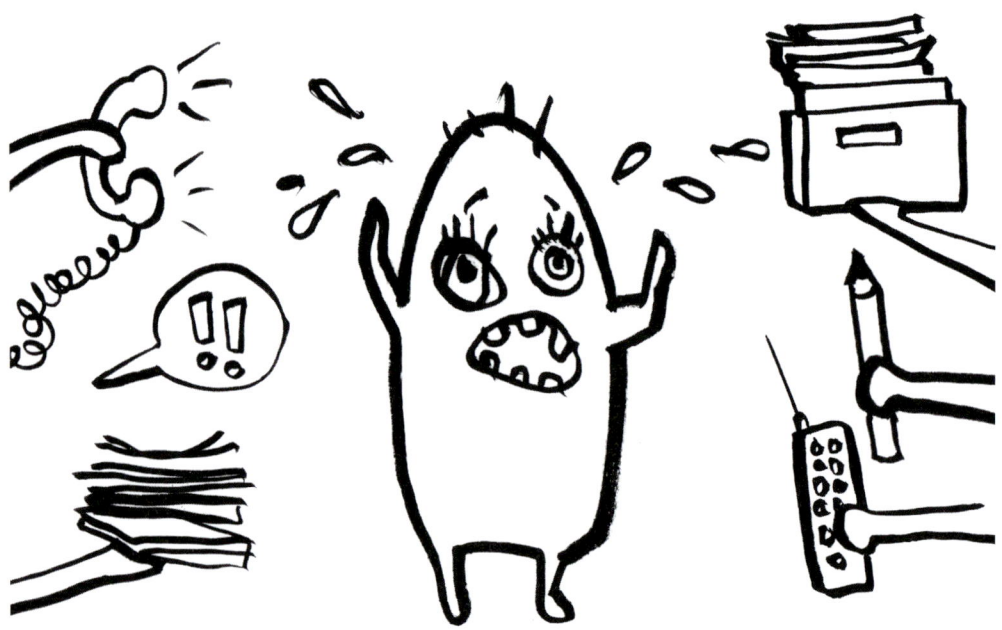

Permanentes Multitasking und Unter-Strom-Stehen kann den Cortisolspiegel chronisch erhöhen. Hiiilfeee!

Informationen zu unterscheiden. Das bedeutet, dass du dich nicht aus Zeitmangel überfordert fühlst, sondern keine Zeit hast, weil du eben so überfordert bist. Auch der Hippocampus leidet, das ist der Bereich, der für Erinnerung und Lernen zuständig ist. Die Nervenzellen im Gehirn werden überlastet und altern schneller. Außerdem fährt deine Steuerzentrale im Kopf langfristig wirksame Vorgänge im Körper wie Wachstum, Immunabwehr und Verdauung herunter. Dann wird das Immunsystem schwächer, indem sich die Reservemenge an weißen Blutkörperchen wie Lymphozyten und Makrophagen (Fresszellen) gegen Tumorzellen und Bakterien erschöpft, weil Cortisol dir viel Energie entzieht. Zugleich wirkt es entzündungshemmend. Das hat zur Folge, dass Menschen, die chronisch gestresst sind, häufig krank werden, sobald sie sich entspannen und das Cortisol abgebaut wird.

Zum anderen begünstigt das Hormon die Bildung von Speicherfett und weckt Lust auf Frustessen und hier insbesondere auf Süßes und Fettes. Denn Cortisol hat die Fähigkeit, Zucker aus Muskeln und Leber (Glukose) und Fette aus dem Hautspeicher in das Blut freizusetzen, was den Insulinspiegel nach oben treibt.

Auf Dauer baut Cortisol erheblich Muskeln und Knochen (Osteoporose) ab und erhöht das Auftreten von Magen- und Zwölffingerdarmgeschwüren. Der Teufelskreis Übergewicht bei Insulinresistenz verschärft sich und das Fett setzt sich ausgerechnet wieder im Bauch fest.

Ein weiterer negativer Effekt von Cortisol besteht darin, dass es Schlafprobleme hervorrufen kann. Das langfristige Stresshormon hemmt die Melatoninproduktion und versetzt dich so in einen ungesunden Zustand ständiger Alarmbereitschaft.

Wenn das Cortisol zu niedrig ist

Dazu kann es kommen, wenn die Hypophyse nicht genügend ACTH (adrenocorticotropes Hormon, steuert die Aktivität der Nebennieren) produziert oder wenn die Nebennierenrinde nicht so funktioniert, wie sie es tun sollte. In wenigen Fällen kann ein Adrenogenitales Syndrom (AGS), also wenn vermehrt Androgene (männliche Geschlechtshormone) in der Nebennierenrinde ausgeschüttet werden, die Cortisolbildung einschränken. Auch bestimmte Medikamente (Kortikosteroide) können die Produktion hemmen.

Dein Cortisol-Selbsthilfeprogramm

Da in den meisten Fällen der Cortisolspiegel aufgrund von Stress erhöht ist, habe ich dir hier ein paar Maßnahmen zusammengestellt, die dir helfen können, dich wieder auf ein normales Stressniveau herunterzuregeln.

ZEIGST DU STRESSANZEICHEN?

Als erste Maßnahme zur Stressreduktion hilft eine Selbstanalyse: Welche der folgenden Stressanzeichen kennst du von früher oder sind dir aktuell vertraut?

- Wenn ich mich über etwas aufgeregt habe, dann denke ich noch lange darüber nach.
- Ich schlafe nicht gut ein oder durch.
- In letzter Zeit kann ich mich über nichts mehr freuen.
- Meistens fühle ich mich schon morgens schlapp und antriebslos.
- Manchmal habe ich so viel zu erledigen, dass ich, wenn nur ein Termin nicht klappt oder zu lange dauert, nicht mehr weiß, wie ich das alles schaffen soll.
- Wenn ich abends nach Hause komme und/ oder die Kinder im Bett sind, kann ich mich zu nichts mehr aufraffen und hänge nur noch vor dem Fernseher ab.
- Manchmal bin ich so erschöpft, dass mir alles wehtut.
- Manchmal komme ich vor lauter Zeitdruck nicht dazu durchzuatmen.
- Ich habe keine Zeit mehr für Sachen, die mir Spaß machen.

Wenn nur drei der oben stehenden Aussagen auf dich und deine Lebensumstände zutreffen, ist es Zeit, dir deine Erschöpfung einzugestehen. Versuche aktiv, deinen Lebensstil zu ändern und das Stresshormonlevel auszugleichen.

FREIRÄUME SCHAFFEN

Da Cortisol zu den Stoffwechselhormonen gehört, lässt es sich durch alle Maßnahmen, die direkt den Stoffwechsel betreffen, wirkungsvoll beeinflussen. Dazu gehört, die Stressquelle selbst abzustellen oder zu verändern. Versuche, dir Freiräume im Terminkalender zu schaffen – nicht nur in der Arbeit, sondern auch im Privatleben. Freizeitstress trägt nicht zur Erholung bei. Gönne dir die Freiheit, dir einfach mal nichts vorzunehmen.

STRESS REDUZIEREN IST NICHT LEICHT

Stress lässt sich nicht ausknipsen. Er gehört zum Leben dazu. Schlimm wird er erst, wenn du dich ihm ausgeliefert fühlst. Du musst dich ihm aber nicht mit Haut und Haar hingeben. Auch wichtig: Steuere mit einem regelmäßigen Tagesrhythmus aktiv gegen. Das heißt: feste Aufsteh- und Zubettgehzeiten und auch regelmäßige Mahlzeiten einplanen. Wenn dann mal hin und wieder ein Ausreißertermin dabei ist, ist das nicht tragisch. Du hast es ja in der Hand. Bewegung ist das Anti-Stress-Mittel schlechthin, vor allem in der akuten Stresssituation. Du erinnerst dich an den Säbelzahntiger: Wenn man vor ihm wegläuft oder den Baum hochklettert, bauen sich die Stresshormone wieder ab. Du bist in Sicherheit. Dasselbe Muster funktioniert auch heute noch: Drei Minuten auf der Stelle laufen oder hüpfen, wild tanzen und bei genügend Platz Seil springen, senkt den Stresspegel. Doch auch über nichtkörperliche Übungen, die dich entspannen, kannst du deinen Stresspegel senken. Autogenes Training oder progressive Muskelrelaxation kannst du in Kursen an der Volkshochschule lernen, und sobald du die Techniken draufhast, bei Bedarf anwenden.

MEIN SCHILD, MEIN SCHUTZ – T3 UND T4

Sie ist vielseitig begabt, hochintelligent und unglaublich fürsorglich, dabei extrem diskret. Gäbe es die Drüse in unserem Körper nicht, würde das Chaos regieren. Man kann sie sich vorstellen wie die Haushälterin in einem mehrstöckigen englischen Landschloss mit 84 Zimmern und etwa genauso viel Dienstpersonal.

Schmetterling mit Superkräften

Das winzig kleine Zentralorgan, die Schilddrüse, hat gerade mal die Größe einer Walnuss und ist so versteckt, dass man es von außen in gesundem Zustand weder sehen noch ertasten kann. Trotzdem ist es die größte hormonproduzierende Drüse im Körper und wirkt mit den Botenstoffen, die es herstellt, bis in die entlegensten Körperregionen. Es macht bei jeder Aktion in deinem Alltag mit. Wie wichtig diese Drüse für deine Gesundheit ist, zeigt sich auch daran, dass sie fast fünfmal stärker durchblutet ist als unsere Nieren (und durch die läuft schon sehr viel Blut). In 120 Minuten fließt dein gesamtes Blut einmal durch das Organ in deinem Hals, das kurz unter dem Kehlkopf und umgeben von den Halsmuskeln wie ein schmetterlingsförmiges Schild vor der Luftröhre liegt.

Bei Diagnose oft vernachlässigt

Bei einer Frau wiegt die Schilddrüse etwa 18 Gramm, bei einem Mann bis zu 25 Gramm. Sie besteht aus zwei Seitenlappen und einem Verbindungssteg (Isthmus) in der Mitte. Trotzdem wird sie bei einigen Beschwerden oder Symptomen als Krankheitsursache auch gerne mal übersehen. Beide Seitenlappen bestehen aus kleinen Drüsenläppchen, den Lobuli. Diese wiederum teilen sich in winzige Bläschen (Follikelepithelzellen). Genau hier entstehen die Stoffe, die die Gesundheit des gesamten Körpers bestimmen: Trijodthyronin (T3), Thyroxin (T4) und Calcitonin (das wird in den C-Zellen zwischen den Follikeln gebildet). Weil dieses Hormon nicht in den Follikeln gebildet wird, zählt man es nicht zu den Schilddrüsenhormonen.

Calcitonin, Hormon mit Sonderauftrag

Calcitonin ist am Kalziumstoffwechsel beteiligt und sorgt für feste Knochen. Wenn du eine Portion Quark gegessen hast, dann ist das Blutplasma nach dem Verdauungsprozess reich an Kalzium. Hier steigt das Calcitonin ein, indem es die Einlagerung von Kalziumphosphat in die Knochen veranlasst, danach sinkt der Kalziumspiegel im Blut wieder. Ob Calcitonin in höheren oder niedrigen Konzentrationen vorliegt, wirkt sich nach dem bisherigen Kenntnisstand nicht auf die Gesundheit aus.

Multitalente

Die anderen Schilddrüsenhormone – insbesondere T3 und T4 – bilden den Schutzschild unseres Stoffwechsels, indem sie an vielen wesentlichen Abläufen beteiligt sind. Sie mischen mit:

- im Herz-Kreislauf-System,
- bei der Verdauung,
- beim Knochenbau,
- an Wachstum und Reifung des Körpers.
- Sie sorgen dafür, dass Wärme- und Sauerstoffverbrauch richtig ausgesteuert sind,
- dass der Körper die Nährstoffe aus deinem Essen schnell und gut verwertet.
- Außerdem wirken sie in die tiefsten Verästelungen unserer Psyche, indem sie den Stoffwechsel in den Nervenzellen und im Gehirn beeinflussen.

Hauptsache, die Rückkopplung funktioniert

Tag für Tag stellt die Schilddrüse ihre Hormone her. Den Befehl dazu erhält sie aus der Steuerzentrale im Kopf. Dann setzt sich eine Rückkopplungsschleife in Gang: Im Hypothalamus (siehe Seite 19) wird das Hormon TRH (Thyreotropin Releasing Hormone) freigesetzt und dann an die Hirnanhangsdrüse (Hypophyse) weitergeschickt. Hier regt das TRH die Ausschüttung von TSH (Thyreotropin) an. Wenn der TSH-Spiegel nun ansteigt, nimmt das die Schilddrüse wahr, und als Antwort stellt sie T4 und T3 her.

Die Hypophyse erkennt das und stellt daraufhin die TSH-Produktion erst mal wieder ein. Diese fein austarierte Balance steuert den Spiegel der Schilddrüsenhormone und sorgt dafür, dass ständig ein notwendiges Niveau gehalten wird. Sobald sie ins Blut geschickt wurden, sausen T3

und T4 an ihre Andockstellen an den Zellkernen und an den Mitochondrien in den Zellen. Diese Minikraftwerke sind dafür zuständig, dass aus den anflutenden Nährstoffen die für den Zellstoffwechsel passende Energieform hergestellt wird. Die braucht jede Körperzelle für alle Reparatur- und Aufbauprozesse. Außerdem können die Zellen durch die Schilddrüsenhormone vermehrt Sauerstoff und Zucker (Kohlenhydrate) aufnehmen. Das wirkt sich wiederum auf unsere Verdauung, den Blutdruck und die Körpertemperatur aus.

Damit die Schilddrüse ihr Riesenaufgabengebiet souverän bewältigen kann, braucht sie ausreichend Futter, das aus drei sogenannten Spurenelementen besteht. Spurenelemente deshalb, weil sie nur in winzigsten Konzentrationen im Körper vorhanden sind, in dieser geringen »Spur« aber jede Menge Gutes bewerkstelligen können. Die Rede ist von Eisen, Selen und vor allem Jod. Aus Letzterem werden die Schilddrüsenhormone gebildet. Dabei stellt der Eiweißbaustein Tyrosin die Grundlage für die Hormone T3 und T4 dar. Daran docken sich dann entweder drei (T3) oder vier (T4) Jod-Atome an und machen die Hormone komplett.

Als umsichtige Haushälterinnendrüse teilt sich die Schilddrüse ihre Jodvorräte gut ein und speichert sie. Trotzdem ist es wichtig, genügend Jod mit der Nahrung aufzunehmen, damit die Speicher immer nachgefüllt werden können. Ein Erwachsener sollte laut der Deutschen Gesellschaft für Ernährung täglich etwa 180 bis

200 Mikrogramm Jod zu sich nehmen. Wenn du regelmäßig jodhaltige Lebensmittel wie Fisch, Meeresfrüchte, Spinat oder Jodsalz zu dir nimmst, ist für deine Schilddrüse alles im grünen Bereich.

Ist das Jod nicht mehr ausreichend verfügbar, kann das sehr schnell zu Beschwerden führen, weil die Schilddrüse jetzt ihre Aufgaben nicht mehr erledigen kann. Das merkst du dann daran, dass du dir leichter einen Infekt einfängst, dass du dich allgemein weniger fit, schlapp und müde fühlst. Ob du Jod zusätzlich einnehmen sollst, besprichst du bitte am besten mit dem Arzt deines Vertrauens.

Womit die Schilddrüse auch gut haushaltet, sind ihre Hormone selbst. Sie stellt T3 und T4 auch auf Vorrat her und speichert sie dann in den Schilddrüsenzellen. Allein dieser Mechanismus zeigt, wie wichtig diese Hormone in unserem Stoffwechsel sind. Wenn die Schilddrüsenhormone in genau passender Menge im Körper unterwegs sind, läuft alles im richtigen Tempo. Aber wehe, es gibt ein Ungleichgewicht nach oben oder unten, dann wird es unlustig.

Was ist normal?

Im Schnitt bildet die Schilddrüse täglich 80 Mikrogramm (= 0,08 Milligramm) T4 und bis zu 50 Mikrogramm (= 0,05 Milligramm) T3 und speichert sie. Bei Bedarf gibt sie die Hormone ins Blut ab. Dort sind beide zu fast 100 Prozent an Transporteiweiße gebunden. Ein sehr geringer Teil liegt als freies, also ungebundenes, Hor-

mon vor. Man nennt das dann freies T3 (fT3) und freies T4 (fT4), nur sie wirken auf den Stoffwechsel. Und nur sie werden im Blut gemessen. Beide Hormone haben verschiedene Halbwertszeiten. Darunter versteht man die Zeit, nach der die ursprüngliche Menge der Botenstoffe durch Arbeiten im Stoffwechsel auf die Hälfte abgenommen hat. T3 hat etwa 19 Stunden Halbwertszeit, T4 etwa acht Tage.

Normale Werte für freies T3 und T4:

- Freies T3 (fT3): 3,5–8,0 ng/l,
- Freies T4 (fT4): 0,8–1,8 ng/dl.

Die Schilddrüse reagiert hochempfindlich auf kleinste Jod- oder Hormonschwankungen. Ein Mangel an Schilddrüsenhormonen wirkt sich nachteilig auf Wachstum und Entwicklung aus. Daher ist ein gutes Funktionieren der Schilddrüse insbesondere beim Ungeborenen, bei Säuglingen und bei Kleinkindern wichtig. Bei Erwachsenen entstehen Schilddrüsenfehlfunktionen in der Regel schleichend, weshalb man lange keine Beschwerden bemerkt.

Zu viele Schilddrüsenhormone?

Das merkst du zum Beispiel daran, dass du sehr nervös und zittrig sein kannst. Dir ist eher warm als kalt. Gleichzeitig bist du vielleicht niedergeschlagen und kannst nicht gut ein- oder durchschlafen. Dein Körper braucht jetzt auch im Ruhezustand viel mehr Energie als normal und du hast Herzrasen. Auch möglich: Dein

Appetit ist enorm und du isst viel, trotzdem nimmst du dabei ab. Sobald du dich nur ein bisschen anstrengst, gerätst du ins Schwitzen. Du hast ständig Durst, die Augen tun weh, tränen leicht und sind lichtscheu. Bei Frauen gerät die Menstruation aus dem Lot und kommt manchmal zu früh, zu spät oder dauert zu lange. Du neigst zu Blähungen und Durchfall. Die Haare fallen aus.

==Sichtbare Zeichen sind hervortretende Augen und Kropfbildung.== Der zweite Blutdruckwert liegt über 80 mmHg und der Ruhepuls liegt bei 90 und höher.

Die Ursache? Kommt es durch andauernden Jodmangel zu einer krankhaften Schilddrüsenvergrößerung, auch Kropf oder Struma genannt, dehnt sich die Schilddrüse nach vorne und oben sowie nach unten hin aus. Das kann die Luftröhre einengen und Atembeschwerden verursachen. Hier können sich auch weitere krankhafte Gewebeveränderungen bilden, die sogenannten heißen oder kalten Knoten. Die heißen sind überaktiv, nehmen verstärkt Jod auf und schütten unkontrolliert Schilddrüsenhormone aus. Sie sind für die Hälfte aller Schilddrüsenüberfunktionen verantwortlich. Kalte Knoten produzieren keine Hormone mehr, wer-

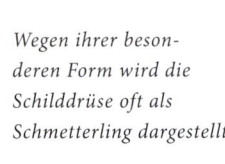

Wegen ihrer besonderen Form wird die Schilddrüse oft als Schmetterling dargestellt.

den aber trotzdem häufig entfernt, da sie ein Restrisiko bergen, zu Tumoren zu werden.

... oder zu wenige?

Du bist wahnsinnig müde und möchtest ständig schlafen. Dein Gedächtnis lässt nach und du kannst dich kaum konzentrieren, hast keine Lust auf Sex und dir fehlt für alles die Power. Füße und Hände sind immer kalt, die Stimme wird heiser, du bist ständig verstopft und hast Probleme mit dem Stuhlgang. Oft ist es bei Frauen so, die sich ein Kind wünschen, sodass sie einfach nicht schwanger werden. Die Muskelmasse nimmt ab und die Muskeln schmerzen. Die Monatsblutung ist unregelmäßig. Deine Haut ist trocken und talgig, Haare und Nägel werden brüchig, das Gesicht wirkt aufgeschwemmt, vor allem die Augenlider lagern Wasser ein. Der Ruhepuls sinkt unter 60 bis 80, der Blutdruck auf 105/60 mmHG oder darunter. Das Gesamtcholesterin liegt bei über 200 mg/dl.

Hashimoto-Thyreoiditis

Eine Schilddrüsenunterfunktion muss und kann gut behandelt werden. Ursache ist häufig eine Autoimmunerkrankung: Dabei richtet sich das Immunsystem gegen sich selbst, löst Entzündungsreaktionen aus und beginnt, die Schilddrüse zu zerstören. Die Erkrankung heißt nach ihrem Entdecker Hashimoto-Thyreoiditis, ist (leider) unaufhaltbar und ähnelt von ihrer Symptomatik her einer Schilddrüsenunterfunktion. Am sichersten lässt sie sich über Ultra-

schall diagnostizieren. Oft gibt es eine genetische Veranlagung. ABER: Auch wenn es für Betroffene zunächst erschreckend ist, dass sich ein Organ in ihnen auflöst (noch dazu ein so wichtiges) – die Krankheit lässt sich mit dem synthetischen Hormon Levothyroxin gut behandeln, mit dem sich, wenn man es richtig einnimmt, ein ganz normales Leben führen lässt. Auch Operationen an der Schilddrüse, Strahlentherapie bei Krebserkrankungen, gutartige Geschwulste oder Medikamente gegen eine Schilddrüsenüberfunktion können die Aktivität der Schilddrüse stören. Aufgrund ihrer stärkeren Hormonschwankungen sind Frauen durch Zyklus, Schwangerschaft und Wechseljahre eher in Gefahr, an Hashimoto zu erkranken.

Mein Schilddrüsen-Selbsthilfeprogramm

STOP SMOKING!

By the way, wie man so schön sagt, das mal nebenbei: Rauchen erhöht das Risiko für eine Schilddrüsenerkrankung um das Doppelte. Also bitte unbedingt damit aufhören!

MACH DIR KEINE SORGEN

Stresshormone wie Adrenalin, Noradrenalin und Cortisol machen auch der Schilddrüse zu schaffen. Vorbeugend und für jeden, der bereits mit akuten Beschwerden zu tun hat: Achte auf ein besseres Stressmanagement! Tatsächlich sind Menschen, die häufig grübeln und sich

Sorgen machen, eher gefährdet, eine Schilddrüsenerkrankung wie Hashimoto oder Morbus Basedow zu entwickeln. Typisch für Letztere sind die hervortretenden Augen.

JOD

Das funktioniert ganz gut über die Ernährung. Hervorragende Jodquellen sind, (Bio-)Milch oder Parmesan, Spinat, Feldsalat und Brokkoli sowie Karotten und Kartoffeln, aber auch Cashew-, Wal- und Erdnüsse. Bitte Vorsicht mit Jod, wenn du bereits eine diagnostizierte Hashimoto-Thyreoiditis hast!

SELEN

Auch das Spurenelement Selen ist wichtig zur Behandlung von Autoimmunerkrankungen. Denn ohne Selen können zellschützende Vitamine (C und E) nicht richtig wirken. Es beruhigt Entzündungsprozesse und Studien zeigen, dass sich Hashimoto-Betroffene besser fühlen. Die richtige Dosis unbedingt mit dem Arzt absprechen. (Selen in falscher Dosis wirkt giftig!) Viel Selen steckt in Eigelb, Roggenbrot, Fisch oder Paranüssen. Des Weiteren solltest du den Verzehr von Jod einschränken und jodiertes Salz, Meersalz und Meeresfrüchte meiden, da Jod den Entzündungsprozess anheizt. Omega-3-Fettsäuren aus hochwertigem Lein- oder Rapsöl sowie (Bio-)Lachs wirken ebenfalls entzündungshemmend.

FASTEN

Intervallfasten kann auch Hashimoto-Kranken dabei helfen, dass die Pfunde wieder purzeln: Intervallfaste mindestens 14 Tage lang – wenn du gut damit klarkommst, gern auch dauerhaft: über Nacht 16 Stunden Pause lassen zwischen Abendessen und der ersten Mahlzeit des Tages (zuckerfreie Getränke wie Wasser, Tee und in Maßen schwarzer Kaffee sind erlaubt) und nur zwei Mahlzeiten pro Tag essen.

Mach dir keine Sorgen! Wer viel grübelt, ist prädestiniert dafür, eine Schilddrüsen-erkrankung zu entwickeln – und hat allgemein weniger Spaß am Leben!

SEX UND COMPUTER-SPIELE – DOPAMIN

Ein superschöner Abend mit deinem Liebsten, Fortnite spielen, Sex, Rauchen, ein Glas Wein oder zwei Stunden Gartenarbeit – das alles kann sehr glücklich machen und viel Lust auf mehr. Verantwortlich für den Glücksrausch ist der Neurotransmitter Dopamin. Er wird meist dann ausgeschüttet, wenn sich Dinge anbahnen, die dich glücklich machen. Das kann eine Runde Power-Shopping sein oder die Spielzeug-Eisenbahn im Keller, spontaner Sex auf dem Küchentisch, dein Lieblingslied im Radio, zwei, drei Stückchen Schokolade oder die Begegnung mit einem tollen Menschen. In dem Moment, in dem sich das Glück anbahnt, wird Dopamin ausgeschüttet.

Dein Körper merkt sich das. So entsteht ein System der Rückkopplung, das dich motiviert, genau die Dinge zu wiederholen, die dazu führen, dass du dich gut fühlst, die dich einfach glücklich machen und dir jede Menge Energie geben. Wie sein Kollege Serotonin motiviert Dopamin und lenkt die Aufmerksamkeit auf die Ziele, die du mit einem angenehmen und guten Gefühl verbindest. Und das kann von Computerspielen über deinen Liebsten zu treffen bis hin zu Marathonläufen alles Mögliche sein. Alle Botenstoffe in unserem Körper sind entstanden, um seit Urzeiten das Überleben unserer Art zu sichern. Dopamin ist das Zuckerstückchen obendrauf. Wir bekommen es als Geschenk dafür, wenn wir eine Leistung vollbracht haben. Es ist der Grund dafür, warum wir unser Leben in irgendeiner Form planen, eine Karriere anstreben, für das eigene Haus und die Kinder arbeiten oder auf eine Weltreise sparen. Damit wir durchhalten und das Ziel auch erreichen, spornt uns das Hormon an und lässt uns nicht aufgeben. Die Aussicht auf Belohnung motiviert uns zum Handeln.

Dopamin sorgt für Flow-Erlebnisse

Dopamin wird übrigens nicht nur bei vollbrachten Leistungen ausgeschüttet, sondern auch bei allem, was irgendwie guttut oder schmeckt, wie zärtliche Berührung, Schokolade, Austern und Schweinebraten. Die Glücksforschung hat hierfür ein eigenes Wort erfunden: Flow-Erlebnisse. Dopamin wird in den sogenannten dopaminergen Nervenzellen aus der Aminosäure Tyrosin hergestellt. In weiteren Schritten kann es zu Adrenalin und Noradrenalin weiterverarbeitet werden. Man bezeichnet diese drei Transmitter als Katecholamine. Im Mittelhirn wird besonders viel Dopamin hergestellt. Hier spielt es eine wichtige Rolle bei der Steuerung und Kontrolle von Bewegungen.

Was das Dopamin so alles kann

Wenn im Gehirn die Dopaminbrause angestellt wird, spürst du das in Form einer leichten Erregung, ein prickelndes Gefühl vielleicht, Zufriedenheit. Das liegt daran, dass das Hormon die Erregung von Nervenzellen beeinflusst und so die Übertragung von Signalen im Gehirn steuert. Dopamin fördert zwischen den Nervenzellen die Weitergabe von Impulsen. Allerdings wirkt es dort, wie alle anderen Botenstoffe, nicht lange. Aktiv wird es in einer Synapse, also an der Stelle, an der eine Nervenzelle eine andere berührt. Das ermöglicht es der ersten, einen bioelektrischen Impuls an die andere zu übermitteln. Nachdem das Dopamin seine Arbeit getan hat, nimmt die ursprüngliche Nervenzelle den freigesetzten Botenstoff wieder auf, wodurch dessen Wirkung endet.

Dopamin steuert das Denken und Fühlen

Dopamin ist auch für die Koordination von Bewegungen, die Motorik sowie für die Regulierung des Appetits zuständig, ebenso wie an Prozessen der Wahrnehmungs- und Denkfähigkeit. Es reguliert die Durchblutung verschiedener innerer Organe und spielt auch eine wichtige Rolle bei sonstigen hormonellen Vorgängen sowie der Schmerzbewältigung. Bestimmte Organe benötigen die Dopaminhormone für lebensnotwendige Regelungs- und Steuerungsvorgänge. Als Neurotransmitter ist es außerdem verantwortlich für die Weiterleitung von Gefühlen und Empfindungen. Jedes Gefühl ist immer ein Fluss von bioelektrischen Impulsen, die kommen und gehen.

Wenn sich das Hochgefühl einstellt und du das bekommst, wonach du dich lange gesehnt hast, kommen die Endorphine ins Spiele und andere Botenstoffe wie das Oxytocin. Endorphine sind körpereigene Opiate, die dich in einen Rauschzustand versetzen können. Läufer kennen das vom sogenannten Runner's High, dem Wahnsinnsgefühl, das sich nach frühestens 45 Minuten einstellt, wenn man Kilometer für Kilometer herunterspult, ohne die Anstrengung wahrzunehmen. (Okay, hinterher merkt man sie dann schon, wenn Füße und Gelenke schmerzen.) Auch Frauen kennen diesen rauschhaften Zustand, wenn sie nach einer anstrengenden Geburt mit stundenlangen schmerzhaften Wehen endlich ihr Baby zum ersten Mal im Arm halten. Ohne den Endorphinrausch käme keine Frau auf der Welt auf die wahnwitzige Idee, sich das Ganze erneut anzutun.

Gewöhnung kann fatal sein

Dopamin ist im Belohnungssystem im Gehirn der Hauptakteur, indem der Neurotransmitter die Erwartung auf die Belohnung auslöst. Sehnsucht, tiefes Verlangen und Befriedigung werden vom Dopaminsystem hergestellt.
Es schafft großartige Gefühle – oder stürzt dich in Sucht und Unglück. Denn hast du eine Leistung erst vollbracht, gewöhnst du dich an die Dopaminbrause. Das Problem: Dummerweise stellt sich schnell Gewöhnung ein, du stumpfst ab! Dann braucht dein Gehirn mehr und mehr Dopamin für das gute Gefühl. Das heißt, du rauchst noch mehr, spielst noch länger am Computer, um das nächste Level zu erreichen, fängst an, für den Ironman zu trainieren. Dank Dopamin bist du süchtig geworden.

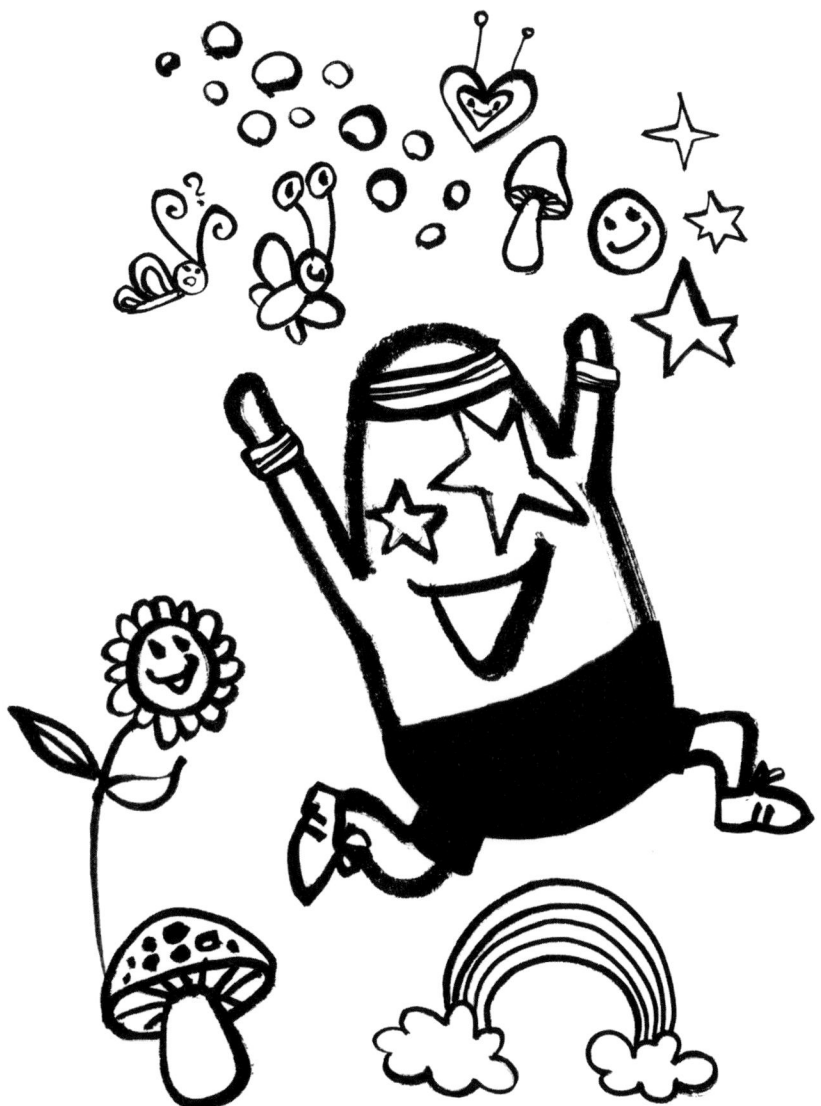

Ohne wäre ein Marathon nur halb so schön: Dopamin sorgt beim Runner's High für den Endorphinrausch. Alles so schön bunt hier ...

Eine Zufallsentdeckung

Die Entdeckung des Belohnungssystems im Jahr 1954 geschah aus reinem Zufall. Die US-Forscher James Olds und Peter Milner vom California Institute of Technology waren damit beschäftigt, das Verhalten von Laborratten zu studieren. Sie wollten neue Erkenntnisse darüber gewinnen, wie Lernprozesse im Gehirn funktionieren. Um bestimmte Gehirnareale zu reizen, die dafür zuständig sind, pflanzten sie den Tieren eine Elektrode ins Gehirn, die auf Knopfdruck leichte elektrische Ströme abgab. Doch als die Wissenschaftler bei einem Tier die Elektrode versehentlich im falschen Areal anbrachten, gab es eine Überraschung: Die Ratte kehrte ständig an den Ort des Geschehens, also die Ecke, in der sie den Reiz bekommen hatte, zurück – sogar noch am nächsten Tag. Sie wollte offenbar noch weitere Stromschläge, die ihr irgendwie gutgetan hatten.

Weitere Experimente zeigten, dass die Tiere die elektrische Stimulation offenbar als angenehm empfanden, als Belohnung sozusagen. Und das wiederum verstärkte bestimmte Verhaltensweisen, wie etwa einen Hebel zur Selbststimulation zu drücken – immer wieder, bis zum Zusammenbruch. Sogar Futter oder Wasser ließen sie links liegen.

Zu viel oder zu wenig

Denn dies ist die dunkle Seite des Dopamins. Kursiert zu viel von dem Botenstoff im Blut oder gar zu wenig, kann dies schwere Krankheiten verursachen. Bei einer Episode von Schizophrenie produziert das Gehirn zu viel von dem Hormon. Es steigert offenbar die Empfindungen und Wahrnehmung, mit einer erhöhten Dopaminkonzentration nimmt man die Umwelt stärker wahr, ist jedoch nicht in der Lage, seine Sinneseindrücke korrekt zu verarbeiten. Es gelingt nicht mehr, Unwichtiges von Wichtigem zu unterscheiden. Auch Phäochromozytome, eine seltene Tumorart, führen zu einer vermehrten Ausschüttung von Dopamin. Die Patienten klagen über Schweißausbrüche, Bluthochdruck, Kopfschmerzen und Schwindel.

Bei zu wenig Dopamin kann es zu Konzentrationsschwierigkeiten oder Motivationsproblemen kommen. Typische Symptome dafür sind auch Erschöpfung, Vergesslichkeit und Depressionen. Ein Mangel an Dopamin geht oft mit Serotoninmangel einher, da beide eng miteinander agieren. Außerdem kann sich Dopaminmangel negativ auf die Nierengesundheit und die Gesundheit im Bauch auswirken, da das Hormon hier für die Durchblutung sorgt. Zudem kann ein Mangel zu Schluckstörungen, unkontrolliertem Schwitzen, Verstopfung und zu Blasenentleerungsstörungen führen. Auch beim ADHS (Aufmerksamkeitsdefizit-Hyperaktivitätsstörung) wird vermutet, dass Dopaminmangel eine Mitursache sein könnte.

Ein extremer Dopaminmangel kann schließlich die Entstehung von Alzheimer oder Morbus Parkinson begünstigen. Der Mangel bewirkt in diesem Fall, dass im Gehirn die Informationen für Arm- und Beinbewegungen nicht mehr richtig verarbeitet werden. Es kommt zu Muskelsteifheit, einer verlangsamten Willkürmotorik, Stand- und Gangunsicherheit oder Zittern. Die Ursachen für einen Dopaminmangel, den man anhand des Vorkommens im Urin oder im Blutplasma – hier gelten Dopaminwerte von weniger als 50 Picogramm pro Milliliter als normal – feststellen kann, können verschieden sein. Zum Beispiel können Zellrezeptoren für den Neurotransmitter gestört sein. Verantwortlich dafür sind ein ungesunder Lebensstil, Stress, Mangelernährung sowie auch Versorgungsdefizite mit Vitamin C und B-Vitaminen.

Dein Dopamin-Selbsthilfeprogramm

VERHALTENSTHERAPIE

Wenn die schädlichen Nebenwirkungen einer Sucht die positiven Effekte überwiegen – zum Beispiel, wenn du shoppingsüchtig bist und du dich verschuldest, um weiter einkaufen zu können –, solltest du dein Gehirn neu trainieren und neue Wege für Belohnungsgefühle finden. Dabei kann unter Umständen auch eine Psychotherapie hilfreich sein, aber auch ein erstes Gespräch mit dem Arzt deines Vertrauens.

AUF DIE ERNÄHRUNG ACHTEN

Eine Ernährung mit reichlich Eiweiß sowie genügend B-Vitaminen und Mineralstoffen hilft dem Gehirn, ausreichend Botenstoffe und auch Dopamin zu produzieren. Ideal sind auch Bananen, Mandeln, Limabohnen, Kürbiskerne, Geflügel, Fleisch und fettarme Milchprodukte.

GUTE FETTE

Omega-3-Fettsäuren zum Beispiel aus Rapsoder Leinöl machen die Zellaußenhäute (Zellmembranen) geschmeidig, sodass die Bindung des Neurotransmitters an den jeweiligen Rezeptor weiterhin gut funktioniert oder sich mit der Zeit wieder verbessert.

BEWEGUNG

Eine Steigerung der Dopaminproduktion kannst du erreichen, wenn du dich regelmäßig mehrmals wöchentlich sportlich betätigst. Das Gehirn wird stärker durchblutet, wenn du dich körperlich betätigst. So wird es mit mehr Sauerstoff und Energie versorgt. Du fühlst dich wacher und kannst dich zumindest vorübergehend besser konzentrieren. Außerdem führt regelmäßige körperliche Aktivität zu einem verlangsamten Abbau von Dopamin.

KEIN STRESS!

Wenn durch Stress, körperliche Belastung oder anhaltenden Schlafmangel der Dopaminhaushalt aus dem Gleichgewicht geraten ist, ist es an der Zeit, deinen Lebensschwerpunkt neu auszutarieren. Du kannst mithilfe von Meditation, Entspannungsübungen oder Yoga deinen Dopaminspiegel ausgleichen und so allmählich wieder ins Gleichgewicht kommen.

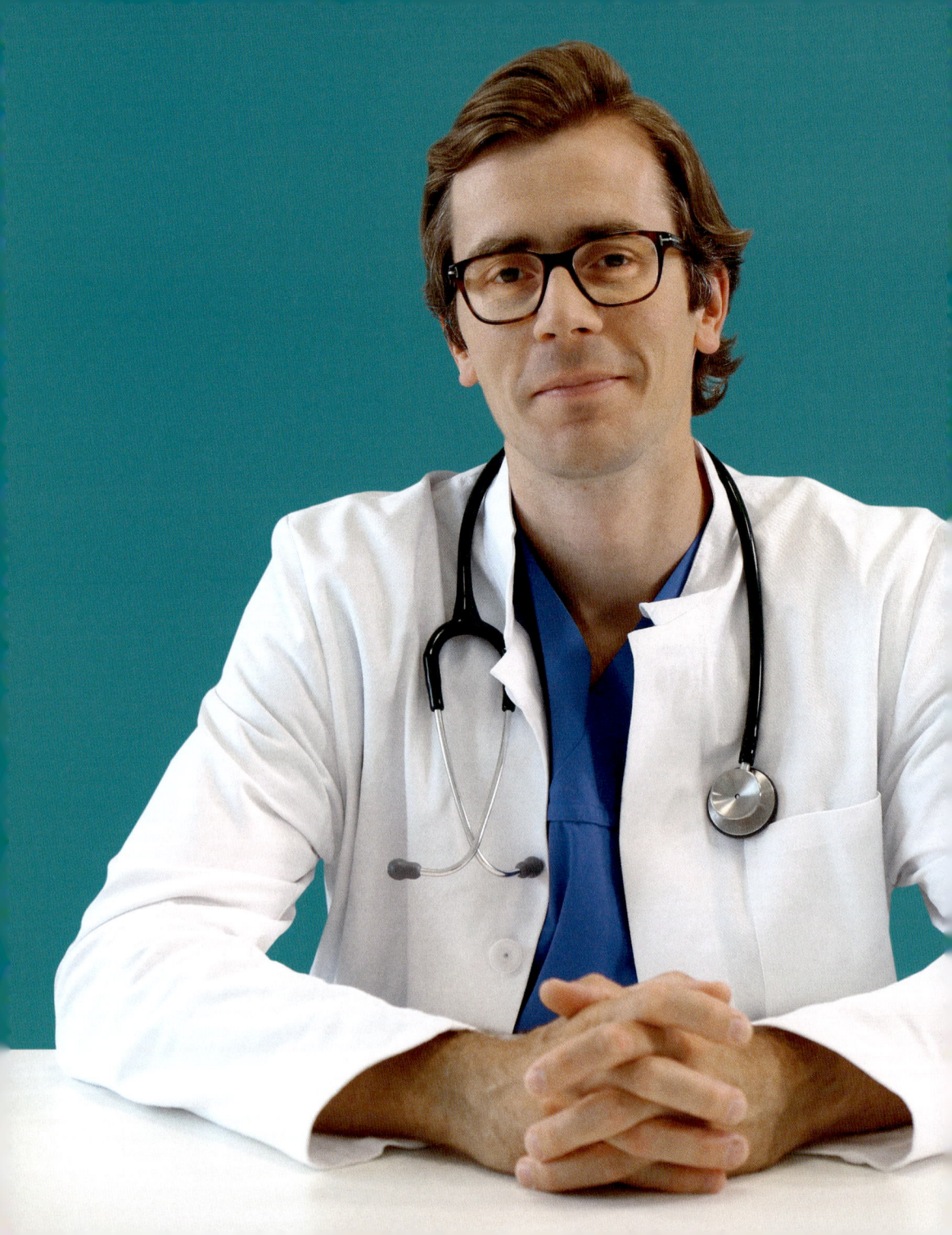

HORMON-
SPRECHSTUNDE
MIT DR. WIMMER

*Häufige Fragen aus
dem Patientenalltag*

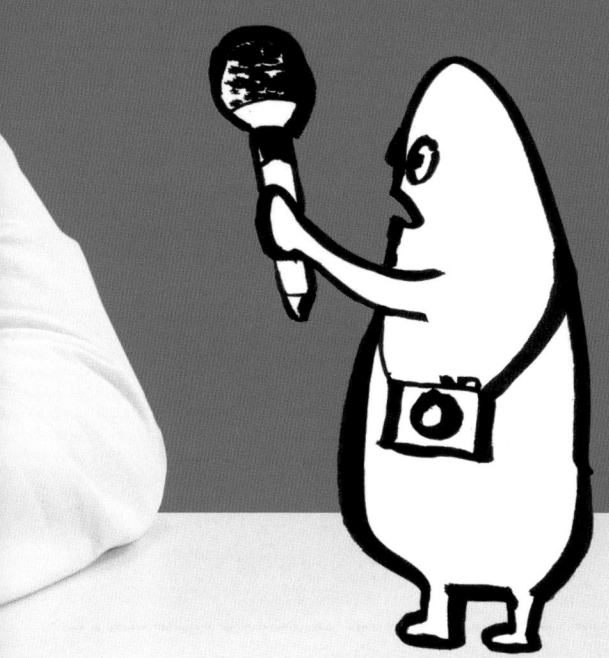

HILFE – MIR FALLEN DIE HAARE AUS!

Bei Hund und Katze kennt man das Problem als Sommer- oder Winterfell, für uns Menschen hat man dazu den Begriff »saisonale Mauser« erfunden.

Nur mal vorab: Alle Säugetiere mit Fell, also auch wir Menschen, lassen Haare. Mal mehr, mal weniger. Meistens ist das jahreszeitlich bedingt: Im Frühjahr und etwas stärker noch im Spätsommer fallen mehr Haare aus als sonst, um sich anschließend wieder neu zu bilden. Herausgefunden hat dies der französische Dermatologe Dominique Michel Courtois. In einer von ihm geleiteten Langzeitstudie stellte sich zudem heraus, dass die Stärke des saisonalen Haarausfalls auch immer individuell unterschiedlich ist. Im Frühjahr liegt dies möglicherweise daran, dass die Tage allmählich wieder länger werden und das Tageslicht zunimmt. Hier haben auch die Hormone ihre Finger im Spiel. Dass Haare im Herbst stärker ausfallen, kann damit zu tun haben, wie stark sie im Sommer der Sonne ausgesetzt waren.

Ein anderer Grund sind grundlegende hormonelle Veränderungen. Nach der Geburt fallen der frischgebackenen Mama mehr Haare aus als sonst, ebenso wie in den Wechseljahren. Grund ist ein sinkender Östrogenspiegel und eine Dominanz des Hormons Testosteron. Sobald die Hormonspiegel wieder im Lot sind, regeneriert sich die Haarpracht. Bei Frauen ist das etwa neun Monate nach der Geburt der Fall. Gegen Haarverlust im Lauf der Wechseljahre können östrogenhaltige, frei verkäufliche Haarwasser oder koffeinhaltige Tinkturen helfen.

Wie ist es denn beim Mann? Und warum fallen bei Männern die Haare auf dem Kopf aus, aber nicht der Bart? Grundsätzlich sind für Haarausfall und Bartwuchs die Gene verantwortlich, bei Männern naturgemäß auch Testosteron.

Sobald die Testosterondusche nach der Pubertät abnimmt, wird das Kopfhaar bei einigen Männern schon etwa ab dem 20. Lebensjahr lichter. Bei ihnen ist dann vermehrt das Enzym 5-Alpha-Reduktase in den Haarwurzeln im Scheitel- und Stirnbereich vorhanden. Dieses wandelt das Männerhormon in sogenanntes Dihydrotestosteron um, das die Haare verkümmern lässt und zur Glatzenbildung führt. Dagegen hilft nur eine Oberkopfverschönerung à la Jürgen Klopp.

Und wenn meine Haare trotzdem immer weniger werden?
Wer von Haus aus nicht mit einer Löwenmähne gesegnet ist und fürchtet, dass er bei saisonalem Haarausfall nur noch durch Umstyling auf einen Pixie oder durch Komplettrasur obenrum zu retten ist, der kann was dagegen tun. Da die Haare auch zur Haut gehören (sie sind ebenso wie unsere Finger- und Fußnägel sogenannte Hautanhangsgebilde), kann man ihre Gesundheit durch Ernährung steuern. Besonders eine gute Versorgung mit Mikronährstoffen ist wichtig.
Und dann gibt es natürlich auch Haarausfall, der die Pracht auf dem Kopf licht und schütter werden lässt. Das ist der Fall, wenn er länger als einen Monat andauert, alle genannten Ursachen ausgeschlossen werden können und wenn jeden Tag in der Bürste mehr als hundert Haare hängen bleiben. In diesem Fall steckt häufig etwas anderes dahinter. Das kann ein überstandener Infekt sein, eine Schilddrüsenstörung oder Entzündungen der Kopfhaut. Hier sollte zur Abklärung ein Arzt beziehungsweise Dermatologe aufgesucht werden.
Was ebenfalls als Ursache für den Haarausfall immer wieder heiß diskutiert wird, ist Stress. Vieles spricht dafür: Experten vermuten, dass das Stresshormon Noradrenalin eine Entzündung am Haarfollikel auslöst. Dadurch fällt das Haar verfrüht aus. Hier hilft vorbeugend ein besseres Stressmanagement, ausreichend Schlaf und Zeit für Entspannendes im Leben.

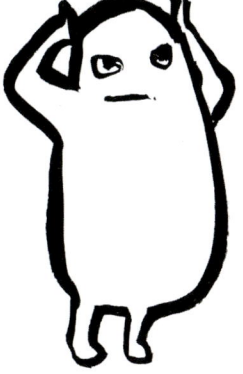

DIE TOP 6
BEI HAARAUSFALL

1. Sei ein Mann, steh zu deiner körperlichen Veränderung und gönn dir einen markanten Raspelkurzhaarschnitt oder eine Glatze. Nach kurzer Zeit hast du dich daran gewöhnt und findest deinen neuen Style vielleicht sogar besonders männlich.

2. Frauen, die unter einem temporären Haarausfall leiden, empfehle ich für den Übergang ein Umstyling in Richtung neuer Frisur. Besprich bei hartnäckigem Haarausfall mit dem Dermatologen deines Vertrauens ein passendes Behandlungsprogramm für die Kopfhaut. Er kann dir sagen, worauf du bei der Pflege achten und welche Produkte du besser meiden solltest.

3. Zu wenig hochwertiges Eiweiß, zu wenig Gemüse und ungesunde Fette können Haarausfall begünstigen. Ein Ernährungsplan für gesundes, glänzendes Haar beinhaltet Eiweiß, Vitamine, Mineralstoffe und Spurenelemente.

4. Ab Herbst heißt es in unseren Breiten, dass du unbedingt auf eine ausreichende Vitamin-D3-Zufuhr achten solltest. Auch B-Vitamine, Zink und Eisen können für dich wichtig sein. Im Zweifelsfall gibt ein Blutbild Aufschluss darüber, ob in deinem Fall ein Mineralstoffmangel vorliegt.

5. Lockenstäbe und Glätteisen bitte weiterverschenken oder entsorgen. Sie sind Gift für gesundes Haar. Ebenso übrigens wie sengende Urlaubssonne, Chlor- und Salzwasser oder enge Kopfbedeckungen.

6. Schilddrüse checken lassen! Hier können hormonelle Schwankungen dazu führen, dass Haare vorschnell ausfallen. Wichtig zu wissen: Jede körperliche oder seelische Krise führt dazu, dass wir »Federn lassen«. Deshalb: Achte gut auf dich, beweg dich viel, um deinen Stoffwechsel auf Trab zu halten, und umgib dich mit netten Menschen!

SÜCHTIG NACH DEM KICK

Ich mache mir Sorgen, dass mein Freund unter Burn-out oder vielleicht einer Depression leidet. Früher hat er ständig total wilde Sachen gemacht: Beim Wildwasser-Raften oder Klettern durch Wasserfälle war er immer ganz vorn dabei. Aber seit Wochen kriegt er keinen Fuß mehr vor den anderen. Dauernd fühlt er sich erschöpft. Woran kann das liegen?

Das hört sich nach einer sehr besonderen Form von Burn-out an, und dein Freund sollte nicht zögern, ein Gespräch mit dem Arzt seines Vertraues zu führen. Für alle, die es nicht wissen: Burn-out ist eine psychische Erschöpfung, die aus dauerhaft erhöhten Stresshormonpegeln über einen langen Zeitraum resultiert.

Kann es sein, dass dein Freund ein ehemaliger Adrenalinjunkie ist? Dieses Hormon kann tatsächlich wie eine Droge wirken. Der Kick, den einem das Hormon in Stresssituationen verschafft – das passiert einem Feuerwehrmann beim Einsatz genauso wie dem Notarzt oder dem Minenentschärfer –, lässt Körper und Geist auf Hochtouren laufen und verschafft einem ein regelrechtes Hochgefühl. Sobald das Adrenalin aber absackt, und das geht meist recht schnell, fallen diese Menschen in ein Loch aus Erschöpfung und müssen sich erholen. Wenn man diesen Effekt, den Kick, aber immer wieder braucht, um sich gut zu fühlen, dann wird auch Stress zum Lebensgefühl. Erkennbar ist das daran, dass solche Menschen sich immer wieder in Extremsituationen begeben, in denen sie sich beweisen können. Das geht zum Beispiel über den Job – Börsenhändler, Dachdecker und Mitarbeiter in Forstbetrieben können sich über mangelnde Adrenalinzufuhr während ihrer

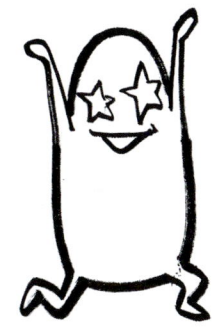

Nach dem Adrenalinkick kommt das »Wie geil ist das denn?«-Gefühl und danach die Ermüdung – und die Sehnsucht nach NOCH MAL!

Arbeitszeit nicht beklagen –, aber auch über Woohoo-Sportarten wie Bungee-Jumping, Freeclimbing, Motorsport und natürlich auch, wenn man als James Bond geboren wurde. Das Problem dabei ist die Suche nach dem Kick und damit die regelrechte Sucht nach Stress. 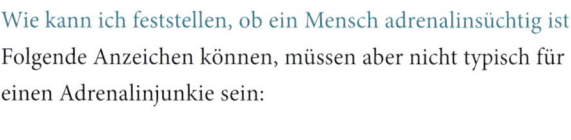 Nach drei Monaten Dauerstress beginnt der Körper, Symptome zu entwickeln: Der Blutdruck steigt, der Cortisolspiegel erhöht sich, der Körper ist in Daueralarmbereitschaft. Darunter leidet auch die Steuerzentrale im Kopf. Wissenschaftler an der University of Chicago Medicine haben schon vor elf Jahren herausgefunden, dass Dauerstress die Entstehung von Alzheimerdemenz fördern kann.

Wie kann ich feststellen, ob ein Mensch adrenalinsüchtig ist?
Folgende Anzeichen können, müssen aber nicht typisch für einen Adrenalinjunkie sein:

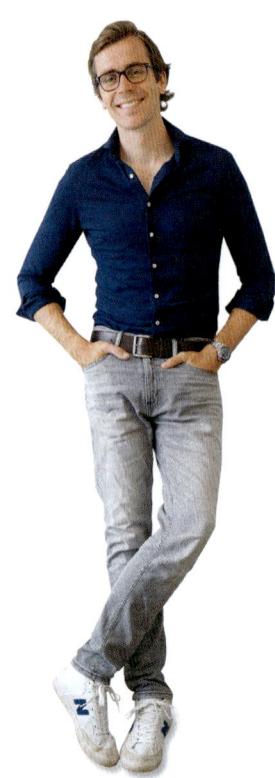

- Er steht immer unter Volldampf, fühlt sich in Ruhe schlecht.
- Er zieht immer neue Aufgaben an sich oder er wartet bis zur letzten Minute und erzeugt so stressigen Zeitdruck.
- Er streitet gerne mit anderen oder löst so mehr Dramen in seinem Leben aus als wirklich notwendig.
- Er kann nicht bewusst abschalten und entspannen.

Wie gesagt, nicht jeder, auf den diese Punkte zutreffen, ist süchtig nach Stress und Adrenalin. Und nicht jeder, der ein aufregendes Leben hat, ist auch ein Adrenalinjunkie. Jeder von uns ist in gewissem Maße abhängig von Adrenalin, ohne den Adrenalin-Push funktionieren wir unter Stress nicht. Wie Paracelsus so schön sagte: Die Dosis macht das Gift. Jeder, der süchtig nach Stress ist, schädigt seine Gesundheit. Wenn Adrenalin zum Lebensmotor wird, ist es Zeit, den Stress herunterzufahren und sich fachliche Hilfe beim Hausarzt oder bei einem Spezialisten zu suchen.

DIE TOP 6 FÜR EIN ENTSPANNTES LEBEN

1. Nur zur Sicherheit: Lass erst mal alle körperlichen Ursachen ärztlich abklären, die für Symptome wie ständige Müdigkeit zuständig sein können. Dahinter kann sich unter Umständen eine Schilddrüsenerkrankung, eine chronische Entzündung oder eine Tumorerkrankung verbergen. Am besten geschieht das im Rahmen eines gründlichen Check-ups.

2. Die Abgrenzung zu einer psychischen Erkrankung ist bei einem Symptombild mit anhaltender Müdigkeit und Erschöpfung nicht ganz klar möglich. Nimm professionelle Hilfe durch einen Psychiater, einen Psychotherapeuten oder einen Psychologen an! Vor allem wenn eine Depression die Ursache der Beschwerden ist, sind eine frühe Diagnose und Therapie wichtig.

3. Versuche, durch tägliche Übungen Achtsamkeit für dich zu entwickeln. Das gelingt bereits durch eine gesündere Lebensweise. Befasse dich mit einer gesunden, abwechslungsreichen und ausgewogenen Ernährung, zum Beispiel Low Carb, High Fat – mit wenig Zucker und gesunden Fetten; das tut gut.

4. Achte in der akuten Phase der Beschwerden auf feste Schlafenszeiten, gehe gegen 22 bis 23 Uhr zu Bett und versuche, täglich acht Stunden Ruhe zu finden.

5. Sei tagsüber körperlich aktiv und bewege dich so oft und so viel wie möglich. Wenn du magst, schaffe dir einen Schrittzähler an, das motiviert.

6. Mache alle zwei Stunden eine Minipause (Handywecker einstellen) und nutze diese, um zwei Minuten ins Grüne zu blicken, um Fotos von deinen Kindern anzuschauen, um zwei Minuten deinen Atem zu zählen, einen Tee zu trinken oder um eine Yogaübung zu machen.

ICH WILL ABNEHMEN!

Finger weg von Schilddrüsenhormonen als kleine Abnehmhelfer!

Kann ich leichter abnehmen, wenn ich Schilddrüsenhormone einnehme?

Schon mal vorab: Mach das auf keinen Fall! Wirklich! Don't do it! Früher hieß es: Schilddrüsenunterfunktion (oder Hashimoto) macht dick, Schilddrüsenüberfunktion macht ganz dünn. Klar kann man sich so zusammenreimen, dass man überflüssige Pfunde schnell mal loswerden kann, indem man ein paar Schilddrüsenhormone einwirft. So einfach ist es aber leider nicht. Was stimmt, ist, dass eine Unterfunktion (Hypothyreose) der Schilddrüse den Kalorienbedarf senkt, denn Wärmeproduktion, Sauerstoffverbrauch und Darmtätigkeit werden gebremst. Die gesamte Stoffwechselleistung wird heruntergefahren. Wenn man dann normal isst wie ein Schilddrüsengesunder, kann man peu à peu zunehmen.

Im Gegensatz dazu nehmen bei der Schilddrüsenüberfunktion (Hyperthyreose) die Wärmeproduktion, Sauerstoff- und Kalorienverbrauch zu. Patienten können auch an Durchfällen leiden. Aber auch hier muss man nicht unbedingt mit einer Gewichtsabnahme rechnen, da die Hungergefühle bisweilen riesig sind. Falls jedoch ein Mensch mit Überfunktion tatsächlich an Gewicht verliert, schrumpft zwar das Fettgewebe, aber in etwa gleichem Maß auch die Muskulatur – doof, denn Muskeln sind Stoffwechselorgane, die aktiv Fett verbrennen. Wird die Hyperthyreose erfolgreich behandelt, nehmen diese Menschen in aller Regel ziemlich schnell wieder zu.

Warum sind Schilddrüsenhormone als kleine Abnehmhelfer ABSOLUT verboten?

Wenn eine Unterfunktion vorliegt, muss diese konsequent und unter medizinischer Beratung durch Schilddrüsenhormone ausgeglichen werden. Ist der Patient danach gut eingestellt, kann er durch eine Ernährungsumstellung überschüssige Pfunde reduzieren. Diäten sind allerdings nicht empfehlenswert, da sie weiter die Muskelmasse und den Grundumsatz reduzieren. Nimmt ein gesunder Mensch Schilddrüsenhormone als Abnehmhelfer, kann dies zu Herzrhythmus- und Durchblutungsstörungen führen und lebensbedrohliche Folgen haben.

DIE TOP 6 ZUM ABNEHMEN

1. Gute Fettsäuren: Kurble die Produktion von Serotonin und Dopamin an und hilf so deiner Schilddrüse. Neben einer Ernährung mit Vollkorngetreide, reichlich Gemüse und gesunden Fetten aus Fisch, Nüssen, Pflanzenöl und Avocado darf es ein Stückchen dunkle Schokolade sein.

2. Reichlich Eiweiß: Mageres Fleisch, Seefisch, Eier, Milchprodukte, Sojaprodukte und Hülsenfrüchte schubsen mit viel Eiweiß den Stoffwechsel an.

3. Gluten vermeiden. In der Praxis hat sich gezeigt, dass vor allem Hashimoto-Patientinnen von glutenfreier Ernährung profitieren.

4. Achtung bei Hashimoto: Möglichst wenig jodhaltige Lebensmittel verzehren, da oft eine Jodverwertungsstörung vorliegt.

5. Wenig Zucker. Zu viel Insulin legt die Schilddrüse lahm, deshalb wenig süßes Obst, keine Fruchtsäfte und Schorlen und natürlich auch keine Limonaden. Zum Durstlöschen ist Wasser eh am besten. Tee und Kaffee? Klar, sind erlaubt.

6. Kokosfett! Klingt ungewöhnlich, hilft aber. Ein Esslöffel Kokosfett senkt den Appetit auf Süßes. Außerdem hat das Fettsäurenmuster unzählige positive Auswirkungen auf das Immunsystem und regt den Stoffwechsel an.

ICH WÜNSCHE MIR EIN KIND

Ich leide seit fünf Jahren am polyzystischem Ovarsyndrom (PCOS). Nun lebe ich seit drei Jahren mit meinem Traummann zusammen und wir wünschen uns sehnlichst ein Baby. Aber die Diagnose lautet: Unfruchtbarkeit.

Eine solche Diagnose ist ein Schlag ins Gesicht. Dabei bist du – auch wenn das gerade nicht sehr tröstlich ist – nicht allein: In Deutschland leiden schätzungsweise eine Million Frauen am PCOS. Die meisten Betroffenen schleppen einige Pfunde zu viel mit sich herum und haben zudem chronische Zyklusstörungen, weil die Eisprünge ausbleiben. Ein Drittel davon ist allerdings schlank. Nur sieben von zehn Betroffenen zeigen die namensgebenden zystenähnlichen Eibläschen an beiden Eierstöcken, die nicht ausreifen.

Der Grund dafür ist, dass die Hypophyse durch eine Täuschung zu wenig follikelstimulierendes Hormon (FSH) produziert. Das luteinisierende Hormon (LH), das im Eierstock verstärkt die Bildung vom Männerhormon Testosteron ankurbelt, überwiegt. Unter Testosteronwirkung kommt es zu Symptomen wie Akne und Damenbart und die Kopfhaare können vermehrt ausgehen. Lass dich dazu von deinem Gynäkologen oder einem spezialisierten Arzt beraten!

Übrigens gibt es auch Frauen, die keine Zysten an den Eierstöcken haben, aber alle anderen Symptome von PCOS zeigen. Dahinter verbirgt sich oft eine Stoffwechselproblematik.

Heute weiß man, dass ein jahrelang überhöhter Insulinspiegel durch eine zu zuckerhaltige Ernährung dafür verantwortlich ist, die gleichzeitig zu eiweißarm ist und auch zu wenig gesunde Fette beinhaltet. »Schlechte« Fette (die sogenannten gesät-

Schlechte Ernährung mit ungesunden Fetten, zu viel Zucker und zu wenig Eiweiß bringt den Hormonhaushalt durcheinander!

tigten Fette) aus Wurstwaren, Kartoffelchips, Fertigprodukten und Co. gibt es dafür reichlich. Vermutlich ist auch der jahrelange literweise Konsum von zuckerhaltigen Getränken (also Limonaden, Säfte, Schorlen) mit im Spiel, die meiner Meinung nach längst auf einen Index der »streng verbotenen Lebensmittel« gehören. Eine US-amerikanische Langzeitstudie der Harvard Medical School, die unlängst im Fachmagazin *Human Reproduction* veröffentlicht wurde, zeigt, wie tief das verzuckerte Wasser in den Hormonkreislauf von Mädchen eingreift. Mädchen zwischen 9 und 14 Jahren, die mehr als eineinhalb Dosen zuckerreiche Getränke pro Tag tranken, bekamen im Schnitt 2,7 Monate früher ihre Periode.

Hier spielt das Stoffwechselhormon Insulin eine Rolle, das auch im Gehirn wirksam ist. Überzuckerung im Blut (Hyperinsulinämie) führt auf Dauer zu Insulinresistenz. Und jetzt wird es heikel, denn in diesem Stadium befindet frau sich nicht nur unmittelbar vor der Entstehung eines Typ-2-Diabetes, sie hat vor allem ein ganz anderes Problem: Sie tut sich unheimlich schwer damit abzuspecken. Und das ist immer die erste Empfehlung bei der Diagnose PCO-Syndrom: Nimm ab, und zwar am besten pronto! Geht aber nicht so einfach. Hier muss eine systematische Ernährungstherapie her, denn der Körper muss umlernen. In der Regel wird empfohlen, Kohlenhydrate möglichst umfassend einzusparen (also alle Zuckerquellen in der Nahrung, wozu auch Sättigungsbeilagen wie Brot, Nudeln und Kartoffeln gehören). Dafür muss der Eiweißanteil und der Anteil von guten Fetten (in Raps- oder Leinöl, Nüssen etc.) erhöht werden. Idealerweise suchst du hierzu sowohl deinen Gynäkologen als auch einen Arzt auf, der sich auch mit Ernährungsfragen auskennt. Er kann dir helfen, einen für dich passenden Ernährungsplan zu erstellen. Dann heißt es dranbleiben. Denn die gute Nachricht lautet: Schon fünf Prozent weniger Gewicht erhöht die Fruchtbarkeit.

Hinter einem unerfüllten Kinderwunsch kann sich in manchen Fällen eine Stoffwechselproblematik verstecken.

HILFE – MEINE LIBIDO STREIKT!

Nimm deine Lieben regelmäßig in den Arm! Kuscheln wirkt beziehungsfördernd und tut einfach gut!

Ich stehe wirklich total auf meinen Mann, aber er will einfach ständig Sex. Ich würde ihm den Gefallen ja gerne tun, muss mich teilweise aber echt überwinden. Ich habe einfach nicht so viel Lust wie er. Ist das normal?

So ist es (leider), auch wenn das nicht alle wahrnehmen wollen: Männliche und weibliche Lust funktionieren äußerst unterschiedlich. Lange Zeit hieß es, eine Frau wäre in erster Linie daran interessiert, einen Erzeuger und Ernährer für ihre potenzielle Kinderschar zu suchen. Heute weiß man, dass das ein ziemlicher Quatsch ist. Frauen haben nicht nur eine ebenso ausgeprägte Libido wie Männer: Offenbar sind sie sogar noch weniger als Männer für monogame Beziehungen geschaffen. Tatsächlich zeigen einige Studien, unter anderem eine, die 2002 in der Universitätsklinik Hamburg-Eppendorf vorgelegt wurde, dass Frauen in Beziehungen deutlich schneller erkalten als Männer. Letztere finden ihre Frauen auch noch nach Jahrzehnten sexy, Frauen ihre Männer hingegen schon nach 36 Monaten nicht mehr so toll.

Natürlich wird die Entstehung der sexuellen Begierde durch viele Faktoren beeinflusst: Lebensstil, Fantasien, Gefühle und auch die Erziehung und die in der jeweiligen Gesellschaft herrschende Kultur haben Einfluss auf das sexuelle Verlangen. Betrachtet man den Vorgang rein physiologisch, kommt das Lusthormon Testosteron ins Spiel – bei Männern UND Frauen (ja, bei beiden!). Zwar ist der weibliche Testosteronspiegel viel niedriger als der männliche, aber der weibliche Körper reagiert viel empfindlicher auf Testosteron als der männliche. Insofern herrscht in dieser Hinsicht Parität zwischen den Geschlechtern. ABER: Die Lust der Frau unterliegt weiteren Hormonschwankungen, und die sind nicht unerheblich. In den Tagen vor dem Eisprung kommt es im weiblichen Körper zu einem Östrogenhoch. Dann ist auch die Libido auf dem Höhepunkt. Bei Frauen, die hormonell verhüten, fällt dieses Hoch allerdings flach. Ebenso übrigens wie nach einer Entbindung. Dann wird das Milchhormon Prolaktin gebildet, das die Lust bremst. Ebenfalls lustdimmend sind Schilddrüsenstörungen. Und da wir gerade bei sexfeindlichen Hormonschwankungen sind: Das richtige Timing hat es ganz schön in sich. Zum Beispiel will ER ja immer morgens, auch wenn sie noch nicht richtig wach ist. Woran das liegt? Morgenlatte oder schwüle Träume? Fakt ist, dass der Testosteronspiegel des Mannes morgens um 30 Prozent ansteigt. Bei ihr hingegen ist alles ganz normal. Für Frauen ist es oft angenehmer, sich auf Sex einzulassen, wenn sie relaxed sind und den Kopf frei haben. Dann ist der beste Zeitpunkt nicht morgens, sondern abends. Tja, und um das Maß vollzumachen: Selbst bei den Jahreszeiten spielen Mann und Frau dank ihres Biorhythmus nicht in einer Liga. Frauen haben mit ansteigendem Östrogenspiegel zu Frühlingsbeginn richtig Lust, Männer erst dann, wenn der Sommer kommt (oder eben ganzjährig morgens). Auch was das Alter angeht, ticken Frauen und Männer unterschiedlich: Beim Mann ist das sexuelle Verlangen von der Pubertät an vorhanden. Bis zum 50. Lebensjahr ist die Lust stark ausgeprägt und kann danach langsam abnehmen. Bei der Frau erwacht die Lust zwar etwas später, dafür steigt sie mit der Zeit und vor allem mit der Erfahrung stetig an. Ihre sexuelle Reife hat sie mit etwa 35 Jahren erreicht. In der Menopause sinkt dann der Östrogenspiegel und die Eierstöcke produzieren weniger lustbringendes Testosteron. Da aber bei der weiblichen Libido immer psychologische Faktoren mit im Spiel sind, muss das nichts heißen.

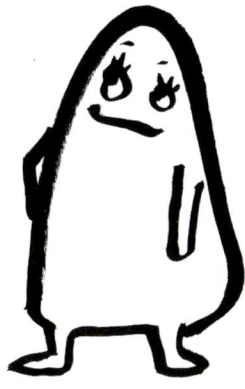

WARUM WERDE ICH NIE SATT?

Auch zu viel Stress oder eine Schilddrüsenunterfunktion können die Ursache von Heißhungerattacken sein.

Ich habe oft Heißhungerattacken – vor allem nachts – und bekomme das einfach nicht in den Griff. Mittlerweile habe ich zwei Kleidergrößen mehr als noch im letzten Jahr!

Es gibt Heißhunger und Heißhunger. Den gesunden erkennt man daran, dass man zum Beispiel nach Stunden, die man mit einer superinteressanten Beschäftigung oder besonders kniffligen Aufgabe zugebracht hat, plötzlich durch Magenknurren aus der Konzentration gerissen wird. Da melden sich gleichzeitig das Hunger- und Sättigungszentrum im Gehirn, der Magen zieht sich zusammen. Währenddessen sinkt der Blutzuckerspiegel förmlich ins Bodenlose. Da das Gehirn sein Futter hauptsächlich aus dem Blutzucker (Glukose) bekommt, schreit es jetzt nach Nachschub und verlangt die Auffüllung der Zuckerreserven durch Essen – aber sofort! Solche Hungergefühle sind normal. Man kann sie beherrschen und sogar unterdrücken und sie dienen nur einem Zweck: der Lebenserhaltung. Allerdings kann man tatsächlich eine ganze Weile ohne Essen auskommen, selbst wenn man eher schlank ist.

Der andere, ungesunde Heißhunger dagegen ist meistens mit einem kompletten Kontrollverlust verbunden und hat auch andere Ursachen. Er kann von einer Krankheit, Stress, psychischen Problemen, ungesunden Verhaltensweisen, einem Nährstoffmangel oder durch bestimmte Hormone ausgelöst werden. Langzeitstress sorgt im Körper beispielsweise für eine vermehrte Cortisolproduktion. Das wiederum erhöht den Blutzuckerspiegel erst mal und man hat keinen Hunger. Doch dann kommt es nach dem starken Blutzuckeranstieg zu einem blitzschnellen Abfall, und der löst Heißhunger auf Süßes aus.

Stillst du den immer wieder durch Schokoriegel oder süße Teilchen, dann setzt du einen Teufelskreis in Gang. Klar, mit diesen zucker- oder weißmehlhaltigen Lebensmitteln ist das Energieloch im Nullkommanichts gefüllt. Aber sie lassen den Blutzucker genauso rasch abfallen wie ansteigen. Der Hunger kommt also ganz schnell zurück. Deshalb kennt Heißhunger auch keine Uhrzeit. Bei nächtlichen Attacken wird man dann wach und kann erst wieder einschlafen, wenn man etwas gegessen hat. Am nächsten Morgen erwacht man völlig fertig mit der Welt und hat keinen Appetit. Wenn du daraufhin tagsüber versuchst, am Essen zu sparen, führt das unweigerlich zur nächsten nächtlichen Fressattacke.

Immer wenn ich unter Termindruck stehe, bekomme ich regelrechte Gelüste auf Süßes und Fast Food.

Das hört sich nach stressbedingtem Heißhunger an. Hält der Stress an, kann es dazu kommen, dass die Nebennieren erschöpfen und nicht mehr in der Lage sind, genügend Cortisol zu produzieren. Sinkt der Cortisolspiegel dauerhaft ab, kommt es zu einem niedrigen Blutzuckerspiegel. Dies sorgt wiederum für Müdigkeit und »Hunger«-Signale. Das ist eines der ersten Symptome für einen Burn-out. Männer, aufgepasst! Nicht erst warten, bis der erste Herzinfarkt im Anmarsch ist. Hier hilft nur eine Lebensstiländerung mit genügend Pausen im Alltag und Sachen, die mehr Spaß machen als Workaholismus. Dazu sechs bis acht Stunden schlafen und sich draußen an der frischen Luft bewegen. Frauen betrifft das Thema übrigens genauso, wenn sie sich im Multitasking-Betrieb zwischen Kindern, Job und Beziehung aufreiben. Auch eine verringerte Schilddrüsenproduktion kann übrigens zu Heißhunger führen. Werden in der Schilddrüse zu wenige Schilddrüsenhormone produziert, sinkt der Blutzuckerspiegel, wodurch das Verlangen nach Zucker steigt.

Jetzt ist gegensteuern gefragt: Leg immer wieder eine Pause ein, nimm dir Zeit für schöne Sachen und schlaf ein bisschen mehr!

DIE TOP 5 BEI HEISSHUNGER

1. Solange die Heißhungerspirale noch nicht krankhaft ist, kann man den Heißhunger mit einfachen Mitteln bekämpfen. Beginne den Tag mit einem ordentlichen Frühstück aus Ballaststoffen (zum Beispiel aus Müsli und nicht zu süßem Obst oder Vollkornbrot und Gemüse wie Gurkenscheiben oder Radieschen) und Eiweiß (zum Beispiel aus Joghurt oder Quark oder Käse oder Eiern). Denn morgens reagiert das Belohnungszentrum im Gehirn intensiver als abends, wie Forscher der Brigham Young University in Provo, Utah, herausfanden. Abends braucht das Belohnungszentrum mehr Leckereien, bis ausreichend Dopamin ausgeschüttet wird.

2. Iss möglichst regelmäßig: Drei ausgewogene Mahlzeiten am Tag sind ideal. Wenn du auf Kohlenhydrate nicht ganz verzichten möchtest, entscheide dich grundsätzlich für die Vollwertvariante: Also Vollkornbrot statt Weißmehlsemmel!

3. Oft wird Hunger mit Durst verwechselt. Zwischendrin ein zusätzliches Glas Wasser zu trinken kann ebenfalls helfen.

4. Auch Leber- und Nierenerkrankungen sowie ein zu häufiger tiefer Blick ins Glas können zu einer starken Unterzuckerung führen. Funktionsstörungen der Schilddrüse oder Infektionen mit Würmern (uäääh, kommt aber vor, vor allem bei Menschen, die Gemüse selbst anbauen) können ebenfalls zu Heißhunger führen. Wird die Grunderkrankung ärztlich behandelt, klingen die Anfälle auch wieder ab.

5. Vitamin- und Mineralstoffmangel kann eine weitere Ursache für starke Hungergefühle sein. Ob du an einem Mangel leidest, kannst du durch ein Blutbild bei deinem Hausarzt abklären. Ein Ausgleich fehlender Vitalstoffe durch eine ausgewogene Ernährung – oder je nach Schwere auch medikamentös – löst meistens das Problem.

MEIN MANN IST AM ENDE

Es ist zum Verrücktwerden. Abends bekomme ich meinen Mann nicht ins Bett, weil er noch hellwach ist, bis er dann aber um drei Uhr vor dem Fernseher einschläft. Den Tag über ist er völlig fertig und nicht mehr er selbst, obwohl er als Abteilungsleiter einen anspruchsvollen Beruf hat. Soll er es mal mit Melatonin probieren oder besser mit Schlaftabletten?

Du sagst, dass dein Mann beruflich viel leistet. Dann spielen auch hier wieder zwei hormonelle Player eine Riesenrolle. Der eine ist Testosteron, das ein dominantes Verhalten fördert, bei dem man auch mal vorprescht. Das andere ist Cortisol, das wir als das Stresshormon kennen, das nach Adrenalin die Führung übernimmt. Erfolgreiche Sportler und Manager haben häufig einen hohen Testosteronspiegel. Das kann man meist auf zwei Faktoren zurückführen: Das Männlichkeitshormon fördert einerseits ein entschiedenes, stark wirkendes Verhalten. Andererseits führen Erfolge wieder zur verstärkten Ausschüttung von Testosteron. So kann man Erfolg als selbstverstärkendes Phänomen betrachten, und alles ist im Lot für den erfolgreichen Manager.

Schwierig wird das Ganze, wenn ein bislang belastbarer Topmann anfängt, Termine zu verschludern, oder wichtige Unterlagen nicht mehr wiederfindet – und nachts nicht zur Ruhe kommt. Und hier sind wir bei dem angesprochenen Problem, bei dem übrigens weder Melatonin noch Schlafmittel helfen werden und über das dein Mann unbedingt mit seinem Hausarzt sprechen sollte. Möglicherweise leidet dein Mann an überhöhten Cortisolspiegeln, die nachts eigentlich ganz runtergefahren sein sollten. Da er tagsüber nicht dazu kommt,

Die Ursache für einen gestörten Biorhythmus mit Schlafstörungen kann in einem zu hohen Cortisolspiegel liegen.

Stress schwächt die Funktion der Nebennieren. Kümmere dich also schon bei den ersten Warnsignalen um artgerechte Lebensbedingungen!

diesen Überschuss durch Bewegung oder aktives Runterkommen zu regulieren, bleibt ihm das Stresshormon im Übermaß erhalten, auch dann, wenn er eigentlich zur Ruhe kommen und sich nach einem langen Arbeitstag entspannen möchte. Das gesunde Signal, das nach einer Stresssituation erfolgt in Form von »Hallo, Gehirn, die Gefahr ist gebannt, Bank ist gekauft, ausreichend Cortisol vorhanden. Wir brauchen keinen Nachschub mehr!« – es verhallt ungehört. Bei chronischem Stress, Sorgen, Terminnöten, körperlichen Dauerbelastungen (zum Beispiel durch häufiges Reisen oder Jetlag) und auch bei anhaltendem sozialen Druck kann sich der Cortisolspiegel über Monate und manchmal sogar über Jahre erhöhen. Unter solchen ungesunden Bedingungen ist die »Bremswirkung« im Zwischenhirn offenbar herabgesetzt: Die Nebennieren schütten immer mehr Cortisol aus, ohne auf die Stoppsignale des Gehirns zu hören. Und das hat böse Folgen.

Da ein bestimmtes Areal im Gehirn – der Hippocampus, der für unser Erinnerungsvermögen zuständig ist – Cortisol besonders gut bindet, ist dieser Bereich überproportional anfällig für seine giftigen Eigenschaften: Die komplette Biochemie in der Steuerzentrale im Kopf gerät durcheinander. Dabei sterben Nervenzellen ab oder brennen aus, wie es so schön heißt. Abgestorbene Neurone können aber – im Gegensatz zu anderen Körperzellen – nicht nachgebildet werden. Die zweite Folge: Es droht eine akute Nebennierenschwäche, die das Risiko für Kreislaufversagen massiv erhöht. Dass dein Mann nicht mehr zu »normalen« Zeiten schläft und auch sonst »nicht mehr er selbst ist«, ist ein ernst zu nehmendes Warnsignal, dass ihr auf keinen Fall ignorieren und mit einem Arzt besprechen solltet. Man muss bedenken, dass Schlafmangel ein weiterer Stressor ist. Die gute Nachricht lautet aber: Nebennieren können sich unter bestimmten Voraussetzungen erholen – das kann aber eine ganze Zeit lang dauern.

DIE TOP 7 FÜR DIE NEBENNIEREN

1. Bei stressbedingten Beschwerden heißt es, erst mal einen Cortisoltest machen. Zeigen sich erhöhte Werte, mach dich daran, deinen Nebennieren das notwendige Erholungsprogramm zu gönnen.

2. Stopp mit Kaffee, Tee, Nikotin und Alkohol. Wenn sich die Lage beruhigt hat, ist gegen einen Espresso und ein Glas Bier oder Wein wenig einzuwenden.

3. Ändere deinen Lebensrhythmus. Am besten ist es, gegen 22 Uhr schlafen zu gehen. Gesunder, ausreichender Schlaf ist Voraussetzung für eine Regeneration der Nebennieren. Hilfreich ist es, in einem möglichst dunklen Raum zu schlafen, um auf natürliche Weise die Melatoninproduktion zu erhöhen. Idealerweise sollte man sieben bis acht Stunden schlafen.

4. Stopp mit Fernsehen und Computerarbeit nach 21 Uhr. Das macht wach und behindert durch das künstliche Licht die Melatoninproduktion.

5. Versuche, dich mindestens zweimal am Tag 10 bis 15 Minuten zu bewegen. Ja, das Übliche: Treppen steigen. Zu Fuß zu Terminen gehen, wenn die in der Nähe stattfinden. Mittags eine Runde durch den Park gehen.

6. Bei Nebennierenerschöpfung sind meist auch der Wasser- und der Salzhaushalt gestört. Der Körper verliert Natrium und Wasser und dehydriert. Nimm deshalb ruhig pro Tag einen halben Teelöffel Meersalz zu dir, um die Nebennieren so zu entlasten. Du kannst das Salz in ein Glas Tomatensaft, verdünnt mit Wasser, geben.

7. Auch die Ernährung ist wichtig. Hier hilft der Besuch eines Ernährungsberaters oder die Beschäftigung mit Essen und welche Nährstoffe wir wirklich brauchen.

BIN ICH DEPRESSIV?

Puh, Hormon-
störungen
können sogar
depressive
Verstimmungen
zur Folge
haben!

Ich habe eine tolle Familie, meine beiden Söhne sind gut am Start, mein Mann und ich verstehen uns super, ich habe einen tollen anspruchsvollen Job. Und dann gibt es Tage, da bin ich so down und stelle alles infrage, schlafe schlecht und will alles hinschmeißen. Ist das der Beginn einer Depression?

Zu bestimmten Zeiten im Leben ist man anfällig für Depressionen, zu anderen nicht. Das betrifft Männer wie Frauen. Bei Frauen kommen allerdings bestimmte hormongesteuerte Lebensphasen hinzu. Dazu zählen die Pubertät, die monatliche Regelblutung, eine Schwangerschaft, die Zeit nach einer Geburt und die Wechseljahre. Natürlich können auch belastende Lebensereignisse oder chronische Beschwerden zu Depressionen führen. In der Medizin beschreibt man die Erkrankung deshalb immer als multifaktoriell bedingt. Das bedeutet, dass es viele verschiedene Ursachen gibt, die zu diesem letztendlich behandlungsbedürftigen Krankheitsbild führen können. Allerdings schafft es der oder die Betroffene bei einer wirklich schweren Depression gar nicht mehr morgens aus dem Bett heraus und kann auch seinen Beruf nicht mehr ausüben.

Aus diesem Grund handelt es sich hier möglicherweise um eine hormonell ausgelöste Episode depressiver Verstimmung. Das hört sich nun etwas vornehmer an, ist aber ebenso ernst zu nehmen, da es die Lebensqualität ungemein beeinträchtigt. Bitte sprich unbedingt mit einem Arzt deines Vertrauens darüber! Progesteronmangel kann zu den genannten Symptomen führen, denn in normaler Dosis im Körper wirkt es antidepressiv, weil es die Produktion des Gute-Laune-Hormons Serotonin anschiebt. Es hebt die Schmerzschwelle an, hilft, die

Gesundheit der weiblichen Geschlechtsorgane zu erhalten und die der Knochen. Ist auf lange Sicht zu wenig von dem Hormon vorhanden, wirkt sich das immer auf den Stoffwechsel aus, weil der Schlaf plötzlich gestört ist, weil man entweder zu wenig oder zu viel und das Falsche isst oder weil man sich nicht mehr bewegt. Progesteron hat außerdem enge Verbindungen zu den Schilddrüsenhormonen, zu Insulin und zum Zuckerstoffwechsel. Viele Frauen mit Hashimoto zeigen gleichzeitig auch verringerte Progesteronkonzentrationen, wobei hier die Frage ist, wer die Henne und wer das Ei ist – das Progesteron oder die Schilddrüsenhormone?

Ist der Stoffwechsel allerdings durch den Mangel aus dem Ruder geraten, kommt es im Körper zu allerlei Folgebeschwerden: Frauen nehmen schneller zu, da Östrogen (das jetzt dominant ist) und Insulin im Zusammenspiel lipogen sind. Das heißt, sie bauen Fett an, vor allem um den Bauch, und das ist riskant. Denn im Bauch kann eine ganz selbstständige Hormonfabrik entstehen, die Entzündungsstoffe produziert und so den Stoffwechsel langsam, aber sicher entgleisen lässt.

Lass deshalb im Zweifelsfall einen Arzt deinen Progesteronspiegel messen; er kann klären, ob die hier geschilderten Zusammenhänge in deinem Fall eine Rolle spielen.

> Lange Zeit wurde die Bedeutung von Progesteron für den menschlichen Stoffwechsel unterschätzt.

TOP-TIPP

Besprich mit deinem Frauenarzt den Einsatz von natürlichem Progesteron als transkutane Creme. So gelangt das Hormon ohne Umweg über die Leber und den damit verbundenen vorzeitigen Abbau in den Kreislauf und wirkt sicher und anhaltend. Die richtige, individuell abgestimmte Dosis ist dabei allerdings entscheidend.

ES KLAPPT NICHT MEHR IM BETT

Wenn es im Bett Schwierigkeiten gibt, reagieren viele Männer mit Scham – viel schlauer wäre es, zum Arzt zu gehen!

Ich bin 45, bin beruflich erfolgreich, maßvoller Bauchträger und habe eine tolle Frau, die ich echt sexy finde. Was mich mittlerweile wirklich stresst, ist, dass ich fast jedes Mal, wenn ich mit ihr schlafen will, keine Erektion bekomme oder sie nicht halten kann. Kann Testosteron hier helfen? Oder soll ich Potenzmittel einnehmen?

Das Thema ist natürlich heikel, vor allem, weil es schon viel Mut braucht für einen Mann, darüber zu reden. Deshalb Chapeau – Hut ab! Erektile Dysfunktion, wie es im Medizinersprech heißt, empfinden die meisten Männer als persönliches Versagen und naturgemäß als äußerst schambesetzt. Deshalb scheuen viele den Weg zum Urologen. Dabei ist eine erektile Dysfunktion kein unvermeidliches, geschweige denn unabänderliches Schicksal. Sie kann sogar gut zu behandeln sein. Die Ursache für das »Nicht-Funktionieren« kann nämlich an anderen bislang unentdeckten Grundproblemen liegen. Werden diese therapiert, geht auch im Bett wieder etwas. Zu den häufigsten Ursachen für eine erektile Dysfunktion zählen die Veränderungen an den kleinen und größeren Blutgefäßen mit Atherosklerose und daraus resultierenden Durchblutungsstörungen. Sind wichtige Gefäße durch Plaques beengt, steigt nicht nur die Gefahr für Herzinfarkt oder Schlaganfall an, auch die Durchblutung von Unterleib oder Penis ist eingeschränkt. Nicht zuletzt wird die Muskulatur des Beckenbodens – ja, auch Männer haben einen – mit den Jahren schwächer, die Sauerstoffversorgung und die maximale Durchblutung des Penis durch den natürlichen Alterungsprozess geringer. In sehr vielen Fällen allerdings gibt es eine hormonelle Grundlage für die Erkrankung. Hier ist der Schuldige schnell benannt, er heißt Insulin. Viele Männer mit erektiler Dysfunktion haben einen Prädiabetes – also einen noch nicht festgestellten Diabetes, den man anhand eines Blutbilds diagnostizieren kann – oder einen bereits bestehenden Diabetes. Bei über zehn Prozent der männlichen Diabetiker ist eine erektile Dysfunktion überhaupt das erste Krankheitssymptom eines Typ-2-Diabetes. Ein Prädiabetes geht mit erniedrigten Testosteronwerten einher, da lässt die Libido sehr schnell nach. Außerdem wandeln die Bauchfettzellen – die meisten Diabetiker sind übergewichtig mit Bauch – Testosteron um zu Östrogen. Durch jahrelang erhöhte Blutzuckerwerte werden auch die Nerven und Gefäße im Genitalbereich geschädigt. Erektionen werden immer schwächer und kürzer und kommen irgendwann überhaupt nicht mehr zustande. Übergewicht am Bauch, Diabetes und dauerhaft erniedrigte Testosteronspiegel können sich so gegenseitig verstärken, was die Potenz immer weiter abschwächt. Such bitte einen Arzt auf und lass all diese Faktoren für deinen Fall abklären.

Gesund essen, abnehmen und Sport treiben ist immer eine gute Idee!

TOP-TIPP BEI EREKTILER DYSFUNKTION

Abnehmen ist das Gebot der Stunde. Versuche es mit einer vernünftigen Ernährungsweise, die mehrfach in diesem Ratgeber beschrieben wird. Und denke immer daran: Abnehmen kann man nur, wenn man sich dreimal am Tag satt isst. Wenn du dann wieder auf Normalmaß zusammengeschrumpft bist, kannst du auf zweimal täglich reduzieren. Aber jede Hungerkur sorgt erst mal dafür, dass du nicht nachhaltig abnimmst! Schwindet der Bauchumfang langsam, aber sicher, normalisieren sich Fettstoffwechsel, Nüchternblutzucker und die Potenz – und das ganz ohne Viagra.

BÜCHER, DIE WEITERHELFEN

Mehr von Dr. Johannes Wimmer

Ein Schnupfen ist kein Beinbruch. Warum weniger Medizin oft gesünder ist (mit Prof. Robin Haring). Ullstein Verlag

Alles über die Haut. Wie Sie gesund und natürlich schön bleiben (mit Prof. Matthias Augustin). Ullstein Verlag

Dr. Wimmer – Wissen ist die beste Medizin (Magazine aus dem Jahreszeiten-Verlag)

Fachbücher

Kleine, Bernhard/Rossmanith, Winfried: **Hormone und Hormonsystem. Lehrbuch der Endokrinologie**, Springer Verlag

Römmler, Alexander: **Hormone. Leitfaden für die Anti-Aging-Sprechstunde.** Thieme Verlag

Mehr zu Ernährung

AUS DEM GRÄFE UND UNZER VERLAG
Riedl, Matthias: **Abnehmen nach dem 20:80-Prinzip**

Schaenzler, Nicole: **Risiko Bauchfett. Was es so gefährlich macht und wie Sie es schnell loswerden**

Vormann, Jürgen/Stenger Malika: **Low Carb, High Fat vegetarisch**

Mehr zu Gesundheit, Entspannung und alternativem Heilen

AUS DEM GRÄFE UND UNZER VERLAG
Eßwein, Jan Thorsten: **Achtsamkeitstraining (mit CD)**

Feld, Michael: **Dr. Felds große Schlafschule. Endlich wieder durchschlafen und erholt aufwachen**

Hainbuch, Friedrich: **Progressive Muskelentspannung (mit CD)**

Lang-Reeves, Irene/Villinger, Thomas: **Beckenbodentraining (mit CD)**

Mannschatz, Marie: **Meditation. Mehr Klarheit und innere Ruhe (mit CD)**

Miehlke, Stephan/Frohn, Birgit: **Faszination Darm. Funktionen verstehen, Probleme erkennen, Beschwerden behandeln**

Ploss, Oliver: **Diabetes naturheilkundlich behandeln**

Tschirner, Thorsten: **Muskeltraining für Späteinsteiger (mit DVD)**

ADRESSEN, DIE WEITERHELFEN

Diabetes

Für Menschen mit Diabetes, deren Angehörige sowie Risikopatienten:

diabetesde.org Deutsche Diabetes-Hilfe
diabetesinformationsdienst.de
Deutsches Diabetes-Zentrum
diabetes.or.at
Österreichische Diabetikervereinigung
diabetesschweiz.ch

Endokrinologie

Vor allem für Fachleute, aber auch für Patienten – mit Informationen und zum Beispiel der Möglichkeit, entsprechende Ärzte oder Selbsthilfegruppen in der Nähe zu finden:

endokrinologie.net
Deutsche Gesellschaft für Endokrinologie
oeges.at
Österreichische Gesellschaft für Endokrinologie und Stoffwechsel
sgedssed.ch
Schweizerische Gesellschaft für Endokrinologie und Diabetologie

Schilddrüse

Für Menschen mit Schilddrüsenproblemen; Infomaterialen, Selbsthilfegruppen, Hilfe bei der Suche nach Spezialisten und Ansprechpartnern:

hashimoto-forum.de
schilddruesenforum.at
schilddruesengesellschaft.at
schilddruesenliga.de

Gesundheit, Sexualität

frauenaerzte-im-netz.de
Berufsverband der Frauenärzte e. V.
frauengesundheitsportal.de
maennergesundheitsportal.de
Bundeszentrale für gesundheitliche Aufklärung
isg-info.de
Informationszentrums für Sexualität und Gesundheit e. V.
sggg.ch
Schweizerische Gesellschaft für Gynäkologie und Geburtshilfe
uro.at
Österreichische Gesellschaft für Urologie und Andrologie
urologenportal.de
Deutsche Gesellschaft für Urologie e. V. und Berufsverbandes der Deutschen Urologen e. V.

REGISTER

A

Acetylsalicylsäure 65

Adrenalin 14, 17, 19, 60, 79, 80, 81, 82, 91, 93, 103, 104, 115

Akromegalie 22, 26

Alkohol 46, 65, 66, 72, 84, 117

Alzheimer 69

Angstzustände 57

Anti-Stress-Mittel 58

Antidepressiva 57, 66

Asthma 70

Atemnot 57

B

Babyblues 69

Bauchspeicheldrüse 13, 14, 15, 21, 69, 73, 74, 77

Beckenbodentraining 53

Betablocker 65

Bewegung 26, 27, 37, 60, 73, 77, 86, 97, 115

Biorhythmus, gestörter 115

Blutdruck 10, 32, 35, 53, 57, 62, 69, 76, 77, 79, 81, 82, 90, 91, 104

Blutzuckerspiegel 10, 69, 73

Burnout-Syndrom 15, 57, 103, 113

C/D

Calcitonin 87

Cholesterin 24, 76, 78, 91

Cortisol 15, 82, 83, 84, 85, 86 91

Dauerstress 65, 84

Demenz 69, 70

Depression 35, 52, 57, 66, 69, 70, 84, 96, 103, 105, 118

Diabetes 13, 14, 24, 69, 74, 76, 109, 121

Dopamin 36, 40, 55, 58, 69, 80, 93, 94, 96, 97, 107, 114

Durchfall 57

E

Eisen 31, 88, 102

Empfindungsstörungen 25

Endokrinologie 11, 13, 14

Endorphine 55, 94

Entspannung 27, 51, 60, 80, 97, 105

erektile Dysfunktion 120, 121

Ernährung 17, 27, 31, 37, 56, 74, 76, 77, 88, 92, 97, 101, 102, 105, 107, 108, 109, 114, 117, 121

Erregung 57

Erschöpfung 15, 86, 96, 103

F/G

Fasten 78, 92

Fettabbau 22

follikelstimulierendes Hormon 31

Fruchtbarkeit 21, 37, 39, 42, 47

Gedächtnisschwäche 65

Gefühlsleben 10

Gelenkschmerzen 25

Gelenksteifigkeit 25

Gereiztheit 70

Geschlechtshormon 15, 17, 28, 31, 40, 43, 68, 85

Glückshormone 55, 94

Glukokortikoide 65

Gluten 57

Gonadotropin-Release-Hormon 31

H

Haarausfall 70, 100, 101, 102

Haare 11, 29, 40, 41

Hashimoto-Thyreoiditis 91, 92, 106, 107, 119

Heißhunger 9, 54, 74, 112, 113, 114

Herzinfarkt 24, 42, 69, 73, 113, 120

Herzrhythmusstörungen 70

MEHR ENERGIE,
MEHR WOHLBEFINDEN!

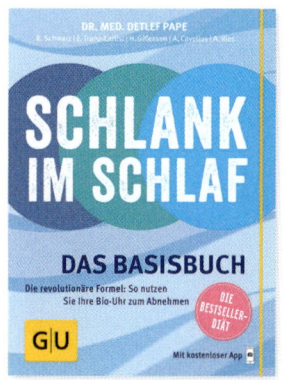
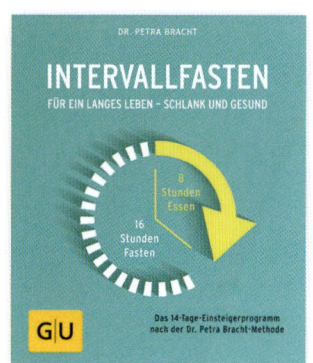
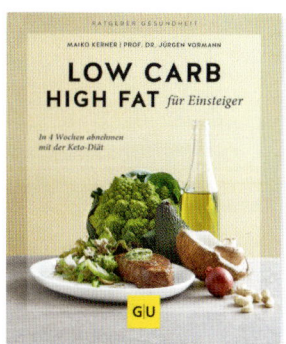
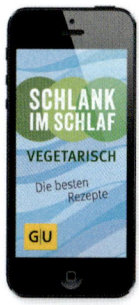
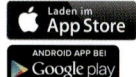
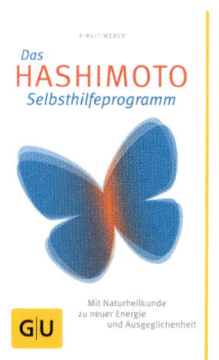
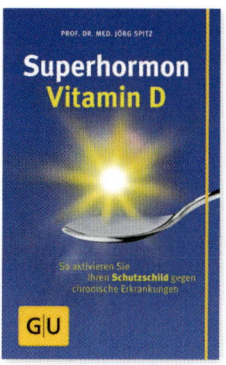
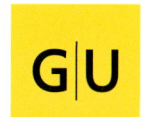

IMPRESSUM

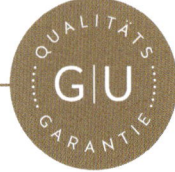

© 2018 GRÄFE UND UNZER VERLAG GmbH, München Alle Rechte vorbehalten. Nachdruck, auch auszugsweise, sowie Verbreitung durch Film, Funk, Fernsehen und Internet, durch fotomechanische Wiedergabe, Tonträger und Datenverarbeitungssysteme jeder Art nur mit schriftlicher Genehmigung des Verlages.

Projektleitung: Monika Rolle
Lektorat: Margarethe Brunner
Umschlaggestaltung und Layout: independent Medien-Design, Horst Moser, München
Herstellung: Petra Roth
Satz: Marion Feldmann
Repro: Longo AG, Bozen
Druck und Bindung: Firmengruppe APPL, aprinta Druck, Wemding
Printed in Germany
ISBN 978-3-8338-6687-6
1. Auflage 2018

UMWELTHINWEIS

Dieses Buch wurde auf PEFC-zertifiziertem Papier aus nachhaltiger Waldwirtschaft gedruckt.

Die GU-Homepage finden Sie im Internet unter www.gu.de

 www.facebook.com/gu.verlag

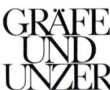

Ein Unternehmen der
GANSKE VERLAGSGRUPPE

BILDNACHWEIS

Fotos: Jahreszeiten Verlag: U1 (Melina Mörsdorf); Klappe hinten, Seite 16, 90, 104 (Uwe C. Beyer). MedServation GmbH: Seite 4, 6, 18, 48, 98.
Illustrationen: Claudia Klein, München, www.claudiaklein.net
Syndication: www.seasons.agency Ein Unternehmensbereich der StockFood GmbH, München

WICHTIGER HINWEIS

Die Informationen und Ratschläge in diesem Buch stellen die Meinung bzw. Erfahrung des Autors dar. Sie wurden von ihm nach bestem Wissen erstellt und mit größtmöglicher Sorgfalt geprüft. Es liegt jedoch in der Verantwortung der Leserinnen und Leser zu entscheiden, ob sie sich für oder gegen eine Empfehlung oder Maßnahme entscheiden. Lassen Sie sich individuell und ärztlich kompetent beraten. Weder Autor noch Verlag können für eventuelle Nachteile oder Schäden, die aus den im Buch gegebenen praktischen Hinweisen resultieren, eine Haftung übernehmen.

Zur besseren Lesbarkeit verwenden wir jeweils die männliche Form von »Arzt«. Damit sind immer sowohl Männer als auch Frauen gemeint (Arzt/Ärztin, Gynäkologe/Gynäkologin etc.).

LIEBE LESERINNEN UND LESER, wir wollen Ihnen mit diesem Buch Informationen und Anregungen geben, um Ihnen das Leben zu erleichtern oder Sie zu inspirieren, Neues auszuprobieren. Wir achten bei der Erstellung unserer Bücher auf Aktualität und stellen höchste Ansprüche an Inhalt und Gestaltung. Alle Anleitungen und Rezepte werden von unseren Autoren, jeweils Experten auf ihren Gebieten, gewissenhaft erstellt und von unseren Redakteuren/innen mit größter Sorgfalt ausgewählt und geprüft.

Haben wir Ihre Erwartungen erfüllt? Sind Sie mit diesem Buch und seinen Inhalten zufrieden? Haben Sie weitere Fragen zu diesem Thema? Wir freuen uns auf Ihre Rückmeldung, auf Lob, Kritik und Anregungen, damit wir für Sie immer besser werden können. Und wir freuen uns, wenn Sie diesen Titel weiterempfehlen, in Ihrem Freundeskreis oder bei Ihrem online-Kauf.

Sollten wir Ihre Erwartungen so gar nicht erfüllt haben, tauschen wir Ihnen Ihr Buch jederzeit gegen ein gleichwertiges zum gleichen oder ähnlichen Thema um.

KONTAKT
GRÄFE UND UNZER VERLAG
Leserservice
Postfach 86 03 13
81630 München
E-Mail: leserservice@graefe-und-unzer.de

Telefon: 00800 / 72 37 33 33*
Telefax: 00800 / 50 12 05 44*
Mo–Do: 9.00–17.00 Uhr
Fr: 9.00–16.00 Uhr
(*gebührenfrei in D,A,CH)